Sylvia Barbanell

Wenn Deine Tiere sterben

Sylvia Barbanell

Wenn Deine Tiere sterben

Artha

Aus dem Englischen übersetzt von Eberhard Maria Körner
Titel der Originalausgabe: When your animal dies

ISBN 3-89575-070-0

Satz: Carola Fischer
Lektorat: Barbara Eymelt
Gestaltung und Layout: Rolf Mihm
Druck: Fuldaer Verlagsanstalt, Fulda

Inhaltsverzeichnis

Einführung

Als meine Freunde Lola und George ihren geliebten Hund Bill verloren, stellte ich mir die Frage: "Welchen Trost kann ich diesen beiden Menschen, deren 'einziges Kind' gestorben ist, geben?“ Es hilft nichts, zu behaupten: "Das ist Unsinn! So sehr man einen Hund auch lieben und ihm nachtrauern mag, man kann seinen Tod nicht mit dem Verlust eines Kindes, seines eigenen Fleisches und Blutes, vergleichen.“

Ich möchte betonen, daß es unzählige Fälle gibt, in denen ein Tier bei einem kinderlosen Ehepaar oder einem einsamen Menschen die Rolle des Kindes spielt. Sein Verlust kann genauso schmerzlich sein. Selbst von diesen Fällen abgesehen, muß es Tausende von Menschen geben, die ihre Tiere von Herzen lieben und sich fragen, was aus ihnen wird, wenn sie sterben und ob sie sie wohl je wiedersehen werden.

Ich erhielt einen herzzerreißenden Brief von Bills Eigentümern. Bill war lange Zeit krank gewesen. Schließlich sagte der Tierarzt, es gäbe für den Hund keine Heilung, keine Hoffnung mehr, auch nur ein einigermaßen gesundes Leben zu führen. Der Hund sei zu alt, und er könne ihnen nur noch raten, dem Tier ein schmerzloses Ende zu bereiten. Nach ernsthafter Überlegung faßten meine Freunde den Entschluß, dem Rat des Tierarztes zu folgen.

Eingehüllt in einen alten Schlafrock seines Herrn, den er besonders liebte, schlief Bill ein.

Nun möchte ich nicht behaupten, daß Bill, der mit zunehmendem Alter etwas launisch wurde, ein bei anderen Menschen stets beliebter Hund gewesen sei. Ein-

oder zweimal hatte er nach Freunden geschnappt, und Lola und George, gastfreundliche Menschen, waren wegen des ungezogenen Benehmens ihres 'Kindes' sehr verlegen gewesen. Aber niemand nahm Bill seine Unarten übel. Er hatte viel Charakter und eine ausgeprägte Persönlichkeit, und die gelegentlichen Entgleisungen seiner 'Umgangsformen' wurden ihm gern verziehen. Er war eben schon ein recht betagter Hunde-Herr.

Erst als der kleine Hundekörper in dem schönen Garten ihres Landhauses zur Ruhe gelegt worden war, wurden sich Lola und George wohl ihres Verlustes so recht bewußt.

Sie waren beinahe untröstlich. Tausend unbeantwortete Fragen quälten sie. Hatten sie recht daran getan, Bill's Ende zu beschleunigen?

Da sie wußten, daß ich fest an ein Leben nach dem Tode glaube, schrieben sie an mich und fragten: "Glaubst Du wirklich, daß auch ein Hund nach dem Tode weiterlebt? Es erscheint uns unfaßbar, daß so viel Liebe und Treue plötzlich ausgelöscht sein soll."

Sie wollten so gern an ein Weiterleben ihres Hundes glauben, aber sie brauchten auch überzeugende Beweise.

Wäre ihr Bill ein Mensch gewesen, ich hätte ihnen sofort hundert Bücher nennen können, die als Ergebnisse ernsthafter Forschungen auch Beweise und Tatsachen für ein solches Weiterleben erbringen.

Ich wußte, daß es Beweise und ganz logische Schlußfolgerungen auch für ein individuelles Fortleben von Tieren gibt. Als ich aber versuchte, ein gutes Buch über dieses Thema für meine Freunde zu finden, stieß ich auf unerwartete Schwierigkeiten. Ich entdeckte zwar einige entsprechende Bücher; aber sie waren entweder unerträglich sentimental oder brachten keine annehmbaren Beweise und waren somit nutzlos.

Wie war diesen beiden Menschen am besten zu helfen?

Meine Freundin Lola ist eine bekannte Journalistin und George, ihr Mann, ein erfolgreicher Schauspieler, beide sind also intelligente, kultivierte Menschen, denen sentimentale Banalitäten nicht helfen würden.

Nun habe ich persönlich vielen Séancen beigewohnt, im Laufe derer sich 'tote' Tiere ihren menschlichen Freunden bemerkbar machten und ihnen auf verschiedenste Art und Weise ihr Weiterleben beweisen konnten.

Aus meiner eigenen Erfahrung weiß ich um das natürliche Gesetz, das verstorbenen Menschen ermöglicht, zu ihren Lieben zurückzukehren. Das selbe Gesetz gilt auch für Tiere, die sich ihren Eigentümern wieder nähern möchten, denn die Liebe ist stärker als der Tod - bei Tieren wie bei Menschen.

Auch abgesehen von feststehenden Beweisen, ist es eigentlich eine ganz logische Schlußfolgerung, daß, da der Mensch den Tod überlebt, unsere Tiere ebenfalls weiterleben. Durch engen Kontakt mit uns hat das Tier, das wir lieben, eine individuelle Persönlichkeit entwikkelt, die auch nach dem Tode individuell weiterlebt.

Bills Geschichte ist typisch für so manches von Menschen geliebte Tier. Deshalb möchte ich sie hier in Lolas eigenen Worten erzählen. Kurz nach seinem Tode schrieb sie mir:

"Deine Gedanken um Bill haben uns tief bewegt. Ich wünsche sehr, daß seine kleine Seele, wo immer sie auch weilen mag, glücklich sein möge und daß wir eines Tages wieder vereint sein dürfen. Ich brauche Dir wohl nicht zu sagen, wie weh es noch immer tut. Wir haben einen kleinen Grabstein bestellt; aber bis jetzt hat uns der Mut gefehlt, ihn abzuholen. Es ist ein tiefer Schmerz, der nur allmählich verebben und seine Härte verlieren kann.

Hier ist Bills Lebensgeschichte:

Vor ungefähr zwölf Jahren, noch vor unserer Heirat, erkundigte sich George eines Tages bei der Polizei nach einem verlorenen Gegenstand. Er sah, wie eine kleine Foxterrierhündin von einem Polizisten an einem Stück Schnur, das ihr als 'Leine' um den Hals gewickelt war, fortgezerrt wurde. Man sagte ihm, sie sei eine Woche auf der Polizeiwache gewesen, und ihre Zeit sei nun um. Der kleine Hund schaute zurück, und dieser Blick war mehr als George ertragen konnte. Er fragte, ob er die kleine Foxterrierhündin haben dürfe und nahm sie mit nach Hause.

Nach vierzehn Tagen bescherte ihm die kleine Hündin - zu seinem großen Erstaunen - fünf kleine Foxterrierbabies, die ihr haargenau glichen. Eines Tages, als die Kleinen noch auf ihren Bäuchen herumkrabbelten und ihre Augen noch geschlossen waren, lief die Mutter auf die Straße hinaus und wurde überfahren. George meinte, das arme Geschöpfchen habe versuchen wollen, seine rechtmäßigen Besitzer zu finden, um sie von dem freudigen Ereignis in Kenntnis zu setzen. Wie dem auch sei, George hatte nun fünf kleine Hundewaisen zu versorgen.

Er fütterte sie mit Milch, die er ihnen mit Hilfe eines Füllfederhalter-Füllers einflößte. Aber ihre kleinen Bäuche schwollen entsetzlich an, und er mußte die Milch mit zerlassenem braunem Zucker vermischen, um den kleinen Organismen die Arbeit zu erleichtern.

Er träufelte den kleinen Mäulchen alle zwei Stunden diese Flüssigkeit ein. Nachts stellte er seinen Wecker und führte diese Fütterungen durch, bis die Babies stramme kleine Hündchen wurden, die ihre Nahrung selbst aufschlecken konnten. Für einen Rüden und zwei Hündinnen fand er liebevolle Eigentümer - Bill behielt er selbst. Er war der schönste Hund des Wurfes.

Bill und George blieben ein Hundeleben lang unzertrennliche Kameraden. Oft, wenn ich die beiden zu einem Spaziergang losziehen sah, dachte ich, wie unnatürlich es mir vorkommen würde, einen ohne den anderen zu sehen.

Bill war mehr als einfach ein Hund. Er las nicht nur unsere Gedanken, er ahnte sie voraus. Er wußte es immer vorher, wenn einer von uns verreiste. Schon einen Tag vor der Abreise saß er zitternd, mit zurückgelegten Ohren da. Wie eine Art von Geheimschrift entzifferte er gewisse Anzeichen, aus denen er unsere Absichten herauslas. Wenn einer von uns Briefmarken suchte, ging er zur Tür und wartete auf den Gang zur Post. Der Anblick einer auf dem Bett ausgebreiteten Smoking-Jakke mit dazugehörigem gestreiftem Hemd ließ ihn vor Kummer zitternd unter das Bett verschwinden, denn es bedeutete für ihn einen Abend des 'Alleinseins zu Hause'.

Als George in einem Theaterstück in Eastbourne auftrat, nahm ich Bill für ein Wochenende auf Besuch mit. Wir gingen vom Bahnhof zum Hotel. Es war abgemacht, daß ich Bill während der Matinee zu Georges Ankleidezimmer bringen sollte. Du wirst es kaum glauben, aber Bill lief den ganzen Weg vom Hotel zum Devonshire Park Theater, zum Bühneneingang, die Treppe hinauf voran und schnurstracks zu George's Ankleideraum - so unfehlbar war seine schwarze Nase. -

Wie schön ist Deine Idee, das erwähnte Buch zu schreiben! Ich bin sicher, daß es vielen helfen wird. Immer wieder treffe ich Menschen, die einen vierbeinigen Freund verloren haben und in ihrem Kummer untröstlich sind. Welch tiefen Trost würde es bedeuten, zu wissen, daß das Seelchen weiterwandert und das kleine Grab nicht das Ende bedeutet."

Viele Menschen, die einem Freund aus der Tierwelt nachtrauern und wissen möchten, ob er noch existiert, befinden sich in der selben Lage wie Lola und George.

Ich hoffe, dieses Buch wird die vielen aus Verwirrung und Zweifel geborenen Fragen beantworten und allen Menschen, die um einen vierbeinigen Kameraden trauern, Trost und Hoffnung bringen.

Das Fortleben nach dem Tode

Der Mensch überlebt den Tod. Er behält seine eigene Individualität, sein Bewußtsein, seinen Charakter und sein Gedächtnis.

Für diese Tatsache gibt es unwiderlegbare Beweise. Männer höchsten wissenschaftlichen Ranges wie Sir Oliver Lodge, Sir William Crookes, Dr. Alfred Russel Wallace und viele andere berühmte Menschen aus allen Lebensschichten, deren Glaubwürdigkeit unantastbar ist, bestätigen es.

Aus der großen Zahl existierender Beweise für das Weiterleben des Menschen nach dem Tode Beispiele anzuführen, gehört nicht zu den Aufgaben und nicht in den Rahmen dieses Buches. Ich möchte hier aber auf gewisse Schlußfolgerungen dieser Tatsache eingehen. Ebenso wie der Mensch überdauert auch das Tier den Tod. In mehr als zwanzig Jahren habe ich Hunderten von Séancen beigewohnt. Immer wieder konnte ich mit den sogenannten "Toten" in Verbindung treten und erhielt vollkommen einwandfreie Beweise ihres Fortlebens.

Ohne ein Medium, einen Menschen mit gewissen übersinnlichen psychischen Gaben, kann keine Séance stattfinden. Die meisten unter uns verfügen, ob wir uns dessen bewußt sind oder nicht, über ein gewisses Maß medialer Kraft. Tausende von uns unbekannten Menschen halten bei sich zu Hause regelmäßig Séancen, um diese schlummernden psychischen Kräfte in sich zu wecken und zu entwickeln. Viele berühmte Medien haben auf diese Weise ihre Talente entdeckt.

Ein Medium läßt sich mit einem Radioapparat vergleichen: Unser Gehör ist in seinem Empfangsbereich auf eine gewisse Tonskala beschränkt und kann deshalb die feinen Schallwellen, die ein Radioapparat auffängt, nicht wahrnehmen. Dem Medium ist eine besondere Empfindlichkeit gegeben, mit der es sich auf eine andere Schwingungsskala außerhalb des normalen Empfangsbereiches unserer Sinne einstellen kann.

Uneingeweihte fragen manchmal: "Aus welchem Grunde muß ich zu einem Medium gehen, um mit meinem verstorbenen Mann zu sprechen? Warum kann er sich nicht direkt mit mir in Verbindung setzen?“

Die Antwort ist: Wenn der Mann in einem anderen Lande dieser Erde weilte, müßte er ebenfalls ein Medium in Anspruch nehmen. In diesem Fall wären Telefon, Telegraf, Radio oder sonstige zur Verfügung stehenden Mittel die Medien.

Dieser Vergleich läßt sich genauso auf jemanden anwenden, der aus einer anderen Welt zu uns sprechen möchte. Er muß Verbindungsmöglichkeiten haben, und Medien sind die menschlichen "Instrumente“, die zur Herstellung der Verbindung nötig sind.

Ich habe ungezählten Séancen beigewohnt, im Laufe derer Lebendige und "Tote“ ganz normale, alltägliche Gespräche miteinander führten.

Ich war auch Zeugin manch rührender Begegnung zwischen "Toten“ und ihren auf der Erde gebliebenen Angehörigen, mit denen sie durch das Band der Liebe und Freundschaft noch immer verbunden waren.

Einige Mitteilungen aus dem Jenseits kamen von berühmten Menschen, von Wissenschaftlern, Theologen und anderen gebildeten Männern und Frauen, die ihre Identität und ihre fortdauernde Existenz beweisen konnten. Ich habe die Stimmen "toter“ Menschen gehört, deren Namen jeder Mensch kennt, obwohl sie diese Welt, die sie mit ihren Kenntnissen reicher machten, längst verlassen haben.

Aber zum ergreifendsten aller dieser Erlebnisse gehörte das Wiederfinden zwischen einfachen und bescheidenen Männern und Frauen und ihren verstorbenen Lieben.

Der Séance-Raum wurde dabei zur Bühne des Lebens, auf welcher das Tragische und das Freudige, der Humor und das Pathos sich mischten und ihre Rolle spielten.

Ich war Zeugin manches durch mediale Kraft hervorgerufenen "Wunders", und ich erkannte, daß es Auswirkungen übersinnlicher, aber ganz natürlicher Gesetze waren.

Ich habe meinen verstorbenen Bruder gesehen und mit ihm gesprochen. Seine greifbare Gestalt formte sich vor meinen Augen. Um sich sichtbar zu machen, benützte er Ektoplasma, eine weiße, neblige Substanz, die bei Séancen von sogenannten "physischen" Medien ausströmt. Ektoplasma ist in seiner Zusammensetzung teils physischer, teils ätherischer Natur. Es ist sichtbar, kann mit Händen erfaßt werden und ist schon oft von Wissenschaftlern untersucht worden.

Aus dieser Substanz bilden sich die "Toten" ein Ebenbild ihres irdischen Körpers, mit dessen Hilfe sie sich zeigen und erkennbar machen können.

Sie sehen auch nicht unbedingt wie Gespenster aus Spukgeschichten aus, sondern erscheinen in ganz solider Form, als seien sie aus Fleisch und Blut.

Man nennt diesen Vorgang "Materialisation". Als mein im ersten Weltkrieg gefallener Bruder während einer solchen Materialisations-Séance erschien, rief er mich beim Namen und ergriff meine Hand. Es war nicht eine kalte, feuchte Gespensterhand, sondern die warme Hand eines lebenden Menschen.

Mit ein paar kurzen Sätzen klärte mein Bruder ein fünfzehn Jahre altes Geheimnis auf, das mit seiner Todesursache zusammenhing. Er löste damit ein Rätsel, das die ganze Familie in Atem gehalten hatte. Denn über seinen Tod hatte es viele sich widersprechende Nachrichten gegeben.

Meine Eltern hatten damals zunächst eine offizielle Meldung des Kriegsministeriums erhalten, ihr Sohn sei "vermißt, wahrscheinlich gefallen“. Das Datum der Vermißtenmeldung war angegeben.

Zu unserer großen Freude war kurz darauf ein Brief meines Bruders bei einem seiner Freunde angekommen. Aus dem Datum war zu ersehen, daß der Brief erst nach dem Tage geschrieben worden war, an dem mein Bruder als vermißt gemeldet wurde. Eine Adresse war nicht angegeben, aber der Brief trug den Stempel einer im französischen Kampfgebiet liegenden Stadt. Mein Bruder schrieb, er läge verwundet im Lazarett, wolle aber nicht, daß seine Eltern von seiner Verwundung erführen.

Unsere neugeweckten Hoffnungen erfüllten sich nicht. Die Zeit verging, und wir hörten nichts mehr. Die Korrespondenz zwischen meinen Eltern und dem Kriegsministerium zerstörte alle Hoffnungen. Der zuständige Zensuroffizier gestand, die ganze Sache sei ihm schleierhaft. Es gäbe kein Lazarett in der Stadt, in welcher der Brief aufgegeben worden war, und das Regiment meines Bruders sei niemals dort gewesen.

Wir standen alle vor einem unlösbaren Rätsel und mußten schließlich annehmen, mein Bruder sei gefallen. Wie und unter welchen Umständen erfuhren wir nie.

Das Geheimnis wurde erst auf jener Séance gelüftet. Mein Bruder selbst erzählte mir, er sei an dem vom Kriegsministerium angegebenen Tag schwer verwundet und gefangengenommen worden.

Er wollte unsere Eltern mit dieser Nachricht nicht beunruhigen, schrieb aber einem seiner Freunde in England und übergab den Brief einem anderen englischen Gefangenen, der fliehen wollte. Die Flucht gelang; der Soldat erreichte eine französische Stadt und gab den Brief dort auf.

Dem Zensuroffizier war anscheinend nicht aufgefallen, daß der Brief offensichtlich nicht an dem gleichen Ort geschrieben worden war, von dem er schließlich abgesandt wurde. Daher seine Verwirrung, als meine Eltern später mit ihm in Verbindung traten.

Mein Bruder erklärte, er sei kurz darauf an seinen Verwundungen gestorben. Seine Erklärungen waren nicht nur logisch und klar, sie bewiesen auch, daß er über alle Einzelheiten im Bilde war.

Im Laufe der gleichen Séance gab er mir einen weiteren Beweis seiner Identität. Er bat um Bleistift und Schreibpapier, und seine materialisierte Hand schrieb einige Zeilen auf.

Ich habe dieses Schreiben mit Briefen verglichen, die er unserer Mutter von der Front schrieb. Die Schrift ist identisch. Sogar die Art und Weise, seine Briefe zu beschließen, und seine charakteristische Unterschrift sind genau gleich.

Ich kann dafür bürgen, daß das Materialisations-Medium, Mrs. Helen Duncan, seine Handschrift nie gesehen hatte und daß ich zu der Zeit der Séance keinen seiner Briefe bei mir trug.

Sicher werden manche sagen: "Welch ein Unsinn! Nie in meinem Leben habe ich solche phantastischen Behauptungen gehört. Ich kann es einfach nicht glauben."

Trotzdem ist es die reine Wahrheit.

Wer ernsthaft ohne Vorurteile nach der Wahrheit sucht, dem werden auch in den meisten Fällen Beweise für unser Fortleben nach dem Tode gegeben. Seit es den Physikern gelang, das Atom zu spalten, hat die moderne Wissenschaft manche ihrer Ansichten über die Beschaffenheit der stofflichen Materie ändern müssen. Kein angesehener Wissenschaftler wird heute bestreiten, daß die feste Form der stofflichen Materie eine Illusion ist. Die Physiker haben bewiesen, daß stoffliche Materie in Wirklichkeit aus einem Mikrokosmos winziger, elektrisch geladener Körperchen besteht.

Demnach müssen wir auch die Beschaffenheit unserer physischen Körper im Lichte dieser neuen Erkenntnisse betrachten und sie in der Form von elektronischen Ausstrahlungen sehen. Unsere scheinbar festen Körper, wie auch unsere Möbel und alle unsere Gebrauchsgegenstände, können aufgelöst und in nicht-stoffliche, "elementare" Substanzen verwandelt werden.

Die Physiker haben dem Materialismus den Todesstoß versetzt. So schwer es auch sein mag, die Erlebnisse jahrelanger geduldiger Forschungen beiseite zu schieben, der aufrichtige Wissenschaftler muß der Wahrheit nachspüren und ihr folgen - wohin sie auch führen mag.

Materie an sich ist unzerstörbar. Ein Stück Papier kann verbrannt, aber nicht zerstört werden. Es hat nur seine Form verändert, und auch die Asche kann in Chemikalien umgewandelt werden. Etwas Bestehendes kann sich nie in "Nichts" auflösen. In diesem Sinne ist Materie ewig.

Da die Materie unzerstörbar ist, ist es logisch, anzunehmen, daß auch das Leben unzerstörbar ist. Es besteht kein Grund zu der Annahme, das Leben müsse aufhören, wenn sein irdischer "Apparat“ nicht mehr funktioniert.

Der Tod tritt ein, weil das Leben den stofflichen Körper verlassen hat. Es geht auf einer anderen Daseinsebene weiter. Diese Tatsache ist immer wieder von Verstorbenen bewiesen worden, die zurückkehrten, um zu zeigen, daß der Tod sie ihrer Individualität nicht beraubt hat.

Das Geheimnis des Lebens kann nicht mit materiellen Begriffen erklärt werden.

Der berühmte Wissenschaftler Sir Oliver Lodge erklärte einmal: "Meine Hypothese ist, daß sie (*die Toten*) überall um uns herum sind und ihre Existenz eher im sogenannten *Raum-Äther* als in der Materie weiterführen; daß also eine Verbindung und gegenseitige Verständigung noch immer möglich ist...

Wir dürfen nicht vergessen, daß wir geistige Wesen sind, die sich für einen gewissen Zeitabschnitt mit der stofflichen Materie verbunden haben. Wahrscheinlich entwickeln wir durch diese körperliche Beschränkung und Isolation eine eigene Individualität, formen eine dauerhafte Persönlichkeit, die sich später der gründlich erforschten Anpassungsfähigkeit allen Lebens gemäß einer neuen Umgebung anpassen kann.“

Welcher Teil der individuellen Persönlichkeit ist es nun, der aus dem Jenseits zurückkehrt, um die erhabene Wahrheit des Fortlebens zu demonstrieren? Es ist der unzerstörbare Geist, das wahre "Ich“, das den abgelegten persönlichen Körper in einer neuen Lebensphase nicht mehr benötigt.

Die Persönlichkeit, die sich durch die abgestoßene Ansammlung von Ausstrahlungen - den physischen Körper - äußerte, bleibt genau dieselbe. Der Tod ändert weder Persönlichkeit noch Charakter

Diese Tatsache offenbart sich in allen Séance-Räumen der Welt. Immer wieder beweisen die zurückkehrenden "Toten“, daß sie die selben Menschen geblieben sind, die wir kannten und liebten.

Die Menschen gehören, genau wie ihre auf einer niedrigeren Stufe stehenden Brüder und Schwestern, dem großen Reich der "Tier-Welt“ an. Sie haben gemeinsame Ahnen; ihre Entwicklung ist verschieden, aber sie entspringen dem selben Ursprung. Wo liegt Grund zu der Annahme, der Unterschied sei so groß, daß der eine Ast den Tod überdauert, während der andere, der gleichen Wurzel entsprungen, vergehen soll?

Wir sollen für den Augenblick alle in spiritistischen Sitzungen erhaltenen Beweise eines Fortlebens der Tierseele nach dem Tode beiseite lassen und die Frage im Lichte der Vernunft allein betrachten. Fangen wir mit der rein physischen Seite an. Wir wissen, daß sich die Zellen des menschlichen Körpers in ihrer Zusammensetzung von denen des Tierkörpers in keiner Weise unterscheiden.

Auch unser Knochengerüst besteht aus der gleichen Substanz wie das der Tiere. Wir atmen in der gleichen Weise ein und aus. Die Anatomie des Menschen und des höheren Wirbeltieres weist viele Ähnlichkeiten auf.

Vor der Geburt jedes Kindes spielt sich die faszinierende Geschichte der Evolution im Laufe einiger Monate im Leibe der Mutter wieder ab. Welch phantastische Entwicklung macht der wachsende Embryo durch, der nacheinander die Phasen des Fisches, der Amphibie und des Reptils durchläuft. Während der niederen Säugetierphase hat das menschliche Embryo sogar einen Schwanz.

Evolutionsmäßig sind wir unseren Freunden aus der Tierwelt sehr eng verbunden.

Aber wohin führen unsere Forschungen, wenn wir nun auch dieses enge physische Band außer acht lassen die geistig-seelischen Qualitäten des Menschen und des höher entwickelten Tieres untersuchen?

Es gibt kein Tier, das nicht in gewisser Form weiterlebt. Aber sein Fortleben spielt sich aus Gründen, auf die ich später eingehen werde, auf einer anderen Stufe ab.

Der Mensch hat erst im Laufe vieler Jahrtausende seine geistigen Anlagen und Eigenschaften entwickelt.

Zu einem gewissen Zeitpunkt seiner Entwicklungsgeschichte wurde der Mensch sich seiner selbst bewußt. Vielleicht begann er zu diesem Zeitpunkt, da er seine eigenen unbegrenzten Möglichkeiten erkannte, sich als individuelle Persönlichkeit mit individuellem Geist auszudrücken.

Mit dem ersten Dämmern eines individuellen Bewußtseins setzte die Entwicklung seiner geistigen und seelischen Qualitäten ein. Das Wachsen und Reifen dieser Anlagen brachte ihm seine Überlegenheit im Reich der Tierwelt.

Sein Evolutionsweg unterscheidet sich von dem des Tieres. Das heißt aber nicht, daß das Tier aus dieser geistig-seelischen Welt gänzlich ausgeschlossen ist. Durch den engen Kontakt mit dem Menschen hat das Haustier, das ein Kamerad des Menschen wurde, etwas von der menschlichen Individualität, und der menschlichen Persönlichkeit angenommen oder aufgefangen.

Hat der Hund nicht die Qualitäten der Liebe und Sympathie, der Treue und des Vertrauens entwickelt? Er zeigt oft erstaunliche Intelligenz und, ganz abgesehen von seinen Tier-Instinkten, ein starkes Maß von Verstand. Ein Haustier kann menschliche Regungen wie Freude und Begeisterung, auch Abneigung und Mißtrauen empfinden und deutlich ausdrücken.

Im allgemeinen sind es Haustiere, die durch den Kontakt mit Menschen menschliche Qualitäten angenommen haben, die nach dem Tode zurückkehren und damit ihr individuelles Weiterleben beweisen.

Wilde Tiere und Tiere, die nicht als Freunde und Kameraden mit uns lebten, überdauern ebenfalls den Tod, denn das selbe natürliche Gesetz gilt für alle Lebewesen. Aber es besteht ein Unterschied in der Art ihres Fortlebens. Boten, die aus dem Jenseits zu uns sprechen, haben erklärt, daß wilde Tiere als Teile einer Gruppen- oder Herdenseele ihrer Gattungsart weiterleben.

Vielleicht war den ganz frühen, primitiven Menschenrassen auch eine solche Art "Massenseele“ zueigen. Vielleicht brachte erst das Dämmern einer "Selbst“-Erkenntnis dem menschlichen Geist Erlösung aus der Massenseele seiner Gattung und die Möglichkeit, sich zu einem selbständigen, individuellen Geistwesen zu entwickeln.

Geist, Charakter und Individualität sind die menschlichen Qualitäten, die den Tod überdauern und in einer anderen Existenzform Ausdruck finden.

Die höherstehenden Tiere haben ebenfalls ein gewisses Maß geistigen Bewußtseins entfaltet. Auch sie leben nach dem Zerfall ihres physischen Körpers als individuelle Wesen weiter.

Oft, genau wie auf Erden, muß ein Tier menschliche

Hilfe suchen, bevor es zu seinen irdischen Besitzern zurückkehren kann. Und bei Tieren wie bei Menschen schlägt die Liebe eine Brücke zwischen den beiden Welten.

Manches trauernde Menschenherz hat Trost gefunden in dem Wissen, daß sein toter Tier-Kamerad weiterlebt.

Denkende Hunde

Die selben Qualitäten, die den Menschen über das Grab hinaus begleiten, besitzt auch das Haustier, und genau wie der Mensch drückt es diese geistigen Eigenschaften auch nach dem Tode des physischen Körpers weiterhin aus.

Von alters her schuf sich die Vorstellung des Menschen einen Gott in seinem Ebenbild, eine Art göttlichen Übermenschen. Der Hund in seiner Demut schuf sich keinen anderen Gott als den Menschen. Beinahe jeder Hund, auch die vernachlässigteste Promenadenmischung, ist gerne bereit, sein Leben im Dienste seines eigenen geliebten "Gott-Menschen“ zu opfern.

Die Briten sind als Hundeliebhaber bekannt. Die Liebe zum Hund gehört zu ihrem Nationalcharakter. Ein typisch englischer Haushalt ist ohne Hunde-Mitglied, das alle Freuden und Leiden der Familie teilt, kaum denkbar.

Der englische Verleger Lord Northcliffe begründete mit seiner Kenntnis des britischen Charakters den Erfolg seiner Zeitung. Als die Auflage des "Weekly Dispatch“ nachzulassen begann, suchte er nach dem Stoff für eine Artikelserie, die den Verkauf der Zeitung anheben sollte.

Man brachte ihm das Manuskript des Reverend G. Vale Owen, eines anglikanischen Pfarrers und Mediums. Das Manuskript in "automatischer“ Handschrift (das heißt, durch die Hand des Mediums von einem Jenseitigen geschrieben) erzählte von dem Leben nach dem Tode. Lord Northcliffe blätterte es durch und stieß auf ein Kapitel über das Fortleben von Hunden im Jenseits.

"Jedermann interessiert sich für Hunde und ihr Schicksal“, bemerkte er und gab Anweisung, dieses Kapitel zu einer Serie auszubauen und diese mit großer Reklame herauszubringen.

Die Auflage stieg von 350 000 auf fast eine Million!

Über den allgemeinen Charakter des Hundes gibt es wohl kaum etwas Neues zu sagen. Wer je mit einem Hund Kontakt hatte, kennt und liebt sein Wesen. Wir alle wissen, daß "unser“ Hund das intelligenteste und liebenswerteste aller Tiere ist. Wir wissen, daß "unser“ Hund anders ist. Er hat eben das "gewisse Etwas“, das allen anderen Hunden fehlt.

Genauso ist es. Die individuelle Persönlichkeit eines Hundes unterscheidet sich von der des Nachbarhundes in der selben ausgeprägten Weise, in der sich jede menschliche Persönlichkeit von der anderen unterscheidet.

Nun möchte ich keineswegs behaupten, daß ein Hund, und sei es auch der intelligenteste Hund der Welt, die hochentwickelten geistigen Fähigkeiten, die Phantasie, die Erkenntniskraft oder die Erfindungsgabe des Menschen besitzt. Eine so alberne Behauptung würde die Argumente für ein Weiterleben der Tiere nach dem Tode weder stärken noch schwächen.

Ein Hund könnte niemals ein Oratorium schreiben oder ein anderes Kunstwerk schaffen. Ein Hund kann kein Warenhaus leiten und kann nicht auf der Börse handeln.

Ein Hund kann auch nicht lügen, betrügen oder seinen Nachbarn verleumden.

Der Verstand des Tieres hat einen anderen Aktionsradius als der des Menschen. Aber selbst in seinem eigenen beschränkteren Rahmen sinkt das Tier nie zu solch unwürdigen und perfiden Schlichen herab, wie sie das menschliche Gehirn bisweilen zu ersinnen vermag. Es wurde noch kein Hund mit der Fähigkeit geboren, ganze Kontinente in Finsternis und Verzweiflung zu stürzen. Das menschliche Gehirn allein ist imstande, einen so hohen Ehrgeiz zu erfüllen.

Und doch kann der Hund in seinem eigenen Wirkungskreis die gleichen geistigen Höhen erreichen wie erhabene Menschen. Selbstlose Liebe, hingebendes Dienen, Pflichttreue, Mut, Aufopferung und Mitgefühl - all diese Qualitäten hat der Hund immer und immer wieder zum Ausdruck gebracht.

Oft hat er sein Leben im Dienste seines Freundes, des Menschen, geopfert - "größere Liebe kann selbst ein Hund nicht beweisen..."

Seit Tausenden von Jahren schon hat der Hund engen Kontakt mit dem häuslichen Leben des Menschen. Von allen Tieren hat er sich wohl am stärksten mit uns verbunden. Er zieht die Gesellschaft des Menschen sogar der seiner eigenen Gattung vor. Etwas Gutes muß schon in der Menschheit liegen, wenn sie den Hund zu so enger Freundschaft zu bewegen vermag!

Der enge Kontakt zwischen Hund und Mensch hat ein tiefes Verständnis zwischen den beiden geschaffen und in dem Tier ein hohes Maß an Intelligenz entwickelt.

Diese hochgradige Intelligenz ist von gewissen Hundebesitzern gefördert und ausgebildet worden. Es liegen Beweise für die Tatsache vor, daß über 60 Tiere - unter ihnen 44 Hunde - mit Hilfe eines ihnen beigebrachten alphabetischen Systems gelernt haben, ihre Gedanken klar auszudrücken.

Nachdem sie das Alphabet beherrschten und zu zählen gelernt hatten, konnten die Hunde durch Bellen, Klopfen mit den Pfoten oder einer Kombination von beidem ihre eigenen Gedanken aussprechen. Auf diese Weise konnten sie sich mit ihren menschlichen Freunden unterhalten und Meinungen austauschen.

Der hohe Grad an Intelligenz, den viele dieser Tiere an den Tag legten, hat ihnen Ruhm gebracht. Ihre Denkkraft wurde von Wissenschaftlern und Psychologen untersucht, studiert, beschrieben. Berühmte Leute aus aller Herren Länder besuchten die Tiere und überzeugten sich von ihrer erstaunlichen Intelligenz.

Bei der Zentrale der "Animal Defence Society" (englische Tierschutzgesellschaft) liegt reichhaltige und faszinierende Literatur über diese "gebildeten Tiere" vor. Diesen Tieren ist es gelungen, Beweise eigener Individualität, ausgeprägter Neigungen und Abneigungen zu erbringen. Diese Beweise lassen keinen Zweifel mehr zu. Sie haben bewiesen, daß diese Tiere ein Gedächtnis haben und die Fähigkeit zum Nachdenken besitzen. Sie haben Humor, Verstand und manchmal auch gewisse übersinnliche Gaben gezeigt. Einigen ist es sogar gelungen, rechnerische Probleme zu lösen, über die sich mancher mathematisch begabte Mensch den Kopf zerbrochen hatte.

Paula Moeckel, die Besitzerin des berühmten Mannheimer Airedaleterriers Rolph, entdeckte ganz zufällig die rechnerische Begabung ihres Hundes. In den "Münchner Nachrichten" erzählte sie folgende Geschichte:

"Als ich einmal meine kleine Tochter bestrafte, weil sie in der Schule unaufmerksam gewesen war und eine leichte Rechenaufgabe in der Klasse nicht hatte lösen können, bemerkte ich, wie Rolph das Kind mit traurigen, ausdrucksvollen Augen ansah, als ob er ihm helfen wollte.

'Schau nur, was für große Augen Rolph macht!' sagte ich. 'Ich glaube, er weiß mehr als du!' Kaum hatte ich diese Worte ausgesprochen, als Rolph, der unter meinem Schreibtisch gelegen hatte, aufstand und zu mir kam. Erstaunt sagte ich zu ihm: 'Na, Rolph, weißt du, wieviel zwei und zwei ist?', worauf Rolph seine Pfote hob und mir viermal auf den Arm klopfte - wir waren alle sprachlos."

Noch am gleichen Tage befragte Frau Moeckel Rolph über Zahlen bis zu hundert. Die Resultate waren so ermutigend, daß sie anfing, dem Hund genau wie einem intelligenten Kind Rechenunterricht zu geben, und der Unterricht machte dem Hund Spaß.

Zu einem späteren Zeitpunkt sagte seine Besitzerin: "Rolph, wenn du 'ja' und 'nein' sagen könntes, dann könntest du dich auch mit uns unterhalten; also schau: Wenn du 'ja' sagen möchtest, gibst du uns deine Pfote zweimal, und wenn du 'nein' sagen möchtest, dreimal." Sie stellte ihm sofort eine leichte Aufgabe. "Möchtest du verprügelt werden?" fragte sie, worauf Rolph prompt und entschieden mit "nein" antwortete. Auf die Frage "Möchtest du ein Stück Kuchen haben?" kam ein ebenso entschiedenes "Ja".

"Allmählich", schreibt Paula Moeckel, "entwickelte sich sein Alphabet. Mit Ausnahme von ein oder zwei Buchstaben stellte er es selbst zusammen. Ich fragte ihn zum Beispiel: 'Rolph, wie oft wirst du mit deiner Pfote klopfen, um 'A' zu sagen?' Er klopfte eine Zahl, die ich notierte. Es freute mich besonders, festzustellen, daß Rolph die von ihm angegebenen Zahlen nie vergaß, während ich selbst jedesmal nach meinen Notizen greifen mußte, wenn Rolph etwas buchstabieren wollte.

Bei näherer Untersuchung seines Alphabetes zeigte

sich, daß Rolph den selten gebrauchten Buchstaben höhere, von ihm ständig angewandten hingegen entsprechend niedrigere Ziffern zugeteilt hatte. Was er durch 'Pfötchen-Klopfen' ausdrückt, ist natürlich so buchstabiert, wie die Laute für ihn klingen, also phonetisch. Wir haben nicht versucht, ihn mit Rechtschreibung zu plagen. Seine ureigenen, originellen Bemerkungen sind bezaubernd."

Ich habe die ersten Schritte in Rolphs Ausbildung mit einiger Ausführlichkeit geschildert, um zu zeigen, wie diese "sprechenden" Hunde von Anfang an mit eigener Initiative und eigenem Interesse bei der Sache sind.

Lola, eine kluge Tochter Rolphs, konnte sprechen, die Zeit angeben und Rechenaufgaben oft schneller als ihre Besitzerin lösen. Lolas Talente erregten großes Aufsehen und wurden von vielen zuverlässigen Persönlichkeiten untersucht und bestätigt.

Henny Kindermann beschreibt in ihrem Buch "Lola" die bemerkenswerte Geschichte dieser Hündin.

Lola gelangte bald nach ihrer Geburt in Henny Kindermanns Besitz. Ihr Buch erzählt, wie sie die "Persönlichkeit" des kleinen Tieres von Anfang an förderte und entwickelte und wie sie Lola ein mit der Pfote ausgeführtes "Klopf-Alphabet" beibrachte und den Hund allmählich daran gewöhnte, seine Gedanken in dieser "Sprache" auszudrücken.

Die meisten Hunde haben ein sehr gutes Zeitgefühl. Nachdem Lola gelernt hatte, die Uhr zu lesen, war sie imstande, die Zeit richtig anzugeben, selbst wenn sie keine Uhr sehen konnte.

Lola hatte einen sehr liebenswerten Charakter, einen wunderbaren Sinn für Humor und eine leider allzu große Vorliebe für Leckerbissen. Die Liebe für ihren Magen äußerte sich in fast jeder Unterhaltung.

Ihre Besitzerin fragte sie einmal, warum sie so viel über Nahrung spreche. "Ich aus meinem Futter zu wenig Kraft ziehe“, antwortete Lola.

Ihre Individualität war erstaunlich. Henny Kindermann beschreibt z. B. folgendes Zwiegespräch:

"Lola, möchtest du ein Mensch sein?“

"Nein.“

"Warum nicht?“ (ihr einen Keks zeigend).

Lola sehr bestimmt: "Ich esse.“

"Nein, erst mußt du antworten.“

"Wegen Arbeit.“

Etwas später fragte Frau Kindermann: "Gehörst du mir, Lola?“

Sehr energisch: "Nein.“

"Wem gehörst du denn?“

"Mir selbst.“

"Und wem gehöre ich? Gehöre ich dir?“

"Nein.“

"Zum Geburtstag ihres Vaters wünschte sie ihm Futter, Jagd und Heirat“, schreibt Frau Kindermann. "Das Fressen spielt in den Gedanken eines Hundes die Hauptrolle. Doch wie wichtig sind alle diese drei Wünsche zusammen für die Erhaltung der Gattung. Die treibenden Kräfte für sie sind Hunger und Liebe. Tiere sind eben von Natur aus sehr einfach und geradlinig.“

Ich behaupte nicht, Lolas Antwort auf die Frage zu verstehen, warum Hunde menschliche Gesellschaft der anderer Hunde vorziehen. Sie deutete an, daß in einer weit zurückliegenden Epoche die Hunde ein den Menschen betreffendes Gelübde abgelegt hätten.

Auf Fragen, warum dieses Versprechen gemacht wurde, erhielt Frau Kindermann folgende Antwort: "Wegen ihrer Augen (der menschlichen) und ihres Kummers ohne Ende.“

Ob dieses Gelübde oder Versprechen einen tieferen, einen esoterischen Sinn hat, kann ich nicht beurteilen. Wie dem auch sei, es hat etwas Rührendes, selbst wenn es nur der Seele dieses einen individuellen Hundes entsprang.

Eines Tages fragte ihre Besitzerin: "Lola, was wird aus dir, wenn du tot bist? Was wird aus deinem Körper?“ Der Hund erwiderte, daß er in den Himmel kommen würde. "Weißt du, was eine Seele ist?“, fragte Frau Kindermann weiter, und es entspann sich folgender Dialog:

"Ja.“

"Habe ich eine Seele?“

"Ja.“

"Hat der Stein eine?“

"Nein.“

"Und ein Pferd?“

"Ja.“

"Wasser?“

"Nein.“

"Haben alle Hunde eine Seele?“

"Ja.“

"Was empfinden Hunde, wenn sie in Menschenaugen schauen und den Kummer der Menschen sehen?“

"Liebe.“

"Bis auf den heutigen Tag rühren und bewegen mich diese Antworten“, schreibt die Autorin. "Haben wir nicht oft in Leid und Kummer Trost in der stummen Anteilnahme eines Hundes gefunden? Waren wir nicht oft froh, ihn ‘Freund’ in unserer Not zu nennen? Wie oft waren wohl Hundeaugen voller Verständnis auf ein Herrchen oder Frauchen gerichtet, das allein und gramversunken dasaß? Wie oft hat wohl ein Hund still den Kopf auf die Knie eines Menschen gelegt und ihn mit treuen Augen unentwegt angeschaut, um ihm schließlich doch ein Lächeln abzugewinnen und ihn fühlen zu lassen, daß er nicht allein sei? Hunde, ist das nicht vielleicht eure wahre Berufung?“

Der berühmteste aller "gebildeten“ Hunde war Kurwenal, ein Dackel aus Weimar. Er gehörte Mathilde Baronin Freytag-Loringhoven, einer außergewöhnlich klugen, künstlerisch begabten Frau, die aus Kopenhagen stammte und später in Weimar lebte. Sie war eine der führenden Persönlichkeiten der Tierschutzbewegung und hatte sich die besondere Aufgabe gestellt zu beweisen, daß Tiere ein geistiges und seelisches Leben haben. Ihrem Verständnis der Tierseele hatte Kurwenal seine erstaunlich erfolgreiche Ausbildung und seine verblüffende Ausdrucksfähigkeit zu verdanken.

Kurwenal erlernte eine Art "Bell“-Sprache. Er konnte nicht nur denken, zählen, sprechen, lesen und Fragen in höchst intelligenter Weise beantworten, er konnte sogar ganz unabhängige, ureigenste Meinungen und Beobachtungen über Menschen und das Weltgeschehen von sich geben.

In einem Jahr allein wurden 74 Experimente mit Kurwenal durchgeführt, an denen 500 Personen beteiligt waren.

Jedem, der ihn schriftlich oder mündlich befragte, gab er ohne Zögern die verschiedensten Antworten und er nahm auch ungefragt an Unterhaltungen teil.

Er liebte es sehr, seine Kenntnisse zur Schau zu stellen, und sagte seiner Besitzerin: "Für mich ist das Lernen eine große Freude." Baronin Freytag-Loringhoven schreibt: "Kurwenal ist zu jeder Tageszeit bereit, sich mit Menschen zu unterhalten, es ist, wie er selber sagt, 'sein höchstes Glück'."

In einer Diskussion über das Unvermögen mancher Menschen, Hunde richtig zu verstehen, sagte jemand: "Sie urteilen ohne die geringste Kenntnis der wahren Natur des Hundes." Mit einem spontanen: "Das habe ich oft erlebt", schaltete sich Kurwenal in die Unterhaltung ein.

Einem jungen Gelehrten, der zu Besuch im Hause weilte, sagte er: "Dich habe ich gerne hier. Du bist aufrichtiger als die meisten Menschen."

Ein anderes Mal gab Kurwenal in verkürzter Form die drei Akte eines von der Baronin geschriebenen Dramas zum besten. Er bewies, daß er sich noch genau an den Inhalt des Stückes erinnern konnte, das dies Baronin vor drei Jahren ihrer Schwester vorgelesen hatte!

Kurwenal wurde oft von einem General besucht, den er besonders liebte. Mit ihm unterhielt er sich ganz allein, ohne daß seine Herrin dabei war.

"Hunde tun dies oft", schreibt die Baronin in dem Blatt des Tierschutzvereins. "Es ist eine irrige Annahme, daß Hunde nur im Beisein ihres Lehrers arbeiten. Sie arbeiten mit jedem Menschen, den sie lieben und von dem sie wissen, daß er ihnen vertraut und glaubt."

Kurwenal zeigte einen starken Sinn für Humor. Seiner Besitzerin wurde zu ihrem Geburtstag für ihren Hund eine besonders schöne Decke aus Rom geschenkt. Kurwenal sagte, das Prachtstück betrachtend: "Ich finde Decke schön, werde sie zerreißen..." und fügte nach kurzer Pause mit einem schlauen Ausdruck in seinen Augen hinzu: "Nicht!"

Hochgelehrten Herren gegenüber konnte er manchmal auch recht frech sein. Ein junger Neurologe und Tierpsychologe von der Berner Universität wollte ihn prüfen. Kurwenal aber hatte an diesem Tage genug von der Prüferei. "Ich antworte keinen Zweiflern. Geh, quäle die Esel!" sagte er.

Der junge Mann antwortete lachend: "Aber ich glaube an dich. Deshalb habe ich mir doch die Mühe gemacht, dich hier zu besuchen." Worauf Mann und Hund sich beinahe eine Stunde lang unterhielten. Als der Gelehrte sich zum Gehen wandte, drehte er sich noch einmal um und sagte: "Jetzt hätte ich beinahe vergessen, dich zu fragen, was du über die Seele eines Hundes denkst."

"Sie ist ewig wie die Seele des Menschen", antwortete Kurwenal.

Baronin Freytag-Loringhoven erzählt, der Hund habe manchmal auch religiöse Themen angeschnitten und allerlei Fragen an sie gerichtet. Einmal habe er gesagt: "Ich bete oft."

Und als sie ihn fragte: "Für was betest Du?" habe er geantwortet: "Für dich."

Wenn ihm unbekannte Dinge erklärt wurden, hörte er mit besonderer Aufmerksamkeit zu. Manchmal unterbrach er mit: "Das habe ich schon lange gewußt!" oder: "Das habe ich auch schon gedacht!" und manchmal mit dem ärgerlichen Satz: "Erzählt mir nicht immer und immer wieder die selben Dinge."

Professor Max Müller, eine bedeutende Kapazität auf tierärztlichem Gebiet, schreibt: "In seinem intellektuellen Denken lebt dieser Dackel mehr in der menschlichen Sphäre als in der des Tieres.“

Er erzählt, wie der Hund Namen und Anzahl der Blumen, die der Professor der Dame des Hauses bei einem Besuch überreichte, korrekt angab und hinzufügte: "Die Rosen riechen herrlich.“ Eine Rechenaufgabe löste er rascher als sein menschlicher Prüfer.

Kurwenal lernte von seiner Herrin die Namen vieler berühmter Persönlichkeiten und konnte die Autoren gewisser Zitate angeben. Als der Professor ihn zum Beispiel fragte: "Von wem stammt das Zitat ‘Sein oder Nichtsein’?“ antwortete der Hund: "Von Shakespeare.“

Professor Müller sagt über Kurwenal: "Dieser Hund hat einen ungewöhnlichen Wissensdurst, interessiert sich für alles und erfaßt den Sinn einer Unterhaltung zwischen Menschen selbst dann, wenn man eigentlich annehmen müßte, daß der Inhalt weit über sein Begriffsvermögen hinausgeht.“

Im Laufe einer Unterhaltung wurde das Schlachten von Hunden und die Verwendung von Hundefleisch als Nahrungsmittel erwähnt. Der Professor und Baronin Freytag-Loringhoven waren sich über die Scheußlichkeit dieser Handlungen einig und gaben ihrer Meinung Ausdruck, daß solche Brutalitäten der menschlichen Zivilisation und Kultur unwürdig seien. Professor Müller nahm an, dieses Thema sei für Kurwenal von besonderem Interesse und fragte ihn, ob er der Unterhaltung gefolgt sei. Kurwenal bejahte.

"Möchtest du etwas dazu sagen?“

"Ja“, bellte der Hund, "die christliche Religion verbietet das Töten.“

Kurwenals liebenswerte Persönlichkeit und sein wunderbarer Sinn für Humor machten ihn bei allen Bekannten beliebt.

"Ich habe dich so lieb", bellte er einer Freundin der Baronin spontan entgegen.

"Oh, das kann ich dir gar nicht glauben", erwiderte diese.

"Ich spreche stets die Wahrheit", gab Kurwenal zurück.

Als seine Herrin ihm erzählte, seine menschlichen Freunde in der "Animal Defence Society" zögen von einem Stadtteil Londons in einen anderen, zeigte er großes Interesse. Sie erklärte, der Einzug in ein neues Haus sei für Menschen ein wichtiges Ereignis, deshalb wolle sie zu diesem Anlaß sein Bild nach London schicken, und fragte ihn, ob er nicht einen Gruß beifügen wolle. Ohne Zögern buchstabierte er seine Widmung: "Keine Blumen, statt dessen mein Bild. Mit sehr vielen Glückwünschen - Kurwenal."

Dieser erstaunliche Hund dichtete manchmal kleine Verse. Baronin Freytag-Loringhoven schildert, wie Kurwenal einen Bekannten aufheiterte, dessen Frau vor kurzer Zeit gestorben war. Kurwenal erkannte die tiefe Traurigkeit des Mannes und sagte zu seiner Herrin: "Wir müssen ihn aufheitern."

"Möchtest du ihm etwas sagen?" fragte die Baronin.

"Ja", antwortete Kurwenal und näherte sich dem teilnahmslos dasitzenden Menschen.

"Du kannst jetzt so schön reimen", meinte seine Herrin, "mach ein Gedicht für ihn."

Nach kurzer Pause hatte Kurwenal einen Vers gedichtet:

"Niemand lieb ich so wie dich,
Lieb auch mich.

Jeden Tag solltest du bei mir sein,

Ein Strahl vom Glücklichsein."

Gerührt von der Sympathie des intelligenten Tieres hellte sich das Gemüt des Trauernden sichtlich auf.

Baronin Freytag-Loringhoven, die verschiedenen dieser Weimarer Wunder-Hunde das Sprechen beigebracht hat, meint: "Alle sprechenden Hunde sind glücklich. Aber es eignen sich nicht alle Hunde zur Ausbildung, weil nicht alle Hunde Lust zum Lernen haben."

Professor Max Müller beschreibt seine Eindrücke: "Es war für mich als Tierarzt ungeheuer interessant, diese ausgebildeten Hunde beobachten zu können, ihre Bell- und Klopfsprache zu hören und zu sehen und mich persönlich mit ihnen zu unterhalten.

Ich bin mir durch den Umgang mit meinen eigenen Hunden schon lange der unabhängigen Denkungsart des Hundes im allgemeinen bewußt. Die Weimarer Tiere bringen jedoch einen ganz besonders eindrucksvollen Beweis... Diese Hunde zeigen uns, wie falsch unsere Einstellung besonders ausgebildeten Tieren gegenüber ist, wie gut das Tier uns versteht und wie wenig wir im großen und ganzen das Tier verstehen.

Die sprechenden Hunde strafen den Hochmut des Menschen, der ihnen das selbständige Denken absprechen möchte, Lügen. Daß der Hund denken, überlegen und folgerichtige Schlüsse ziehen, daß er manchmal schneller mit Zahlen rechnen kann als wir, daß er imstande ist, das Lesen zu erlernen und mit Hilfe eines Zahlenalphabetes zu sprechen, sind Tatsachen, die sich unsere Schulweisheit bisher nicht träumen ließ. Jetzt müssen wir sie anerkennen...

Jedem, der imstande ist, den einzig logischen Schluß

aus diesem Gedankenaustausch zwischen Mensch und Tier zu ziehen, wird es klar werden müssen, wie *gering der Unterschied zwischen der Tätigkeit des Menschen - und des Tiergehirns in Wirklichkeit ist, von welchem die Denkfähigkeit abhängt. Er besteht lediglich in verschiedenen Graden oder Stufen des Denkvermögens.“*

Abschließend kommt Professor Müller zu folgendem Ergebnis: "Die mit Zahlenalphabet sprechenden Hunde zwingen uns zu der Erkenntnis, daß das aktive Gehirn des Hundes dem des Menschen gleicht und die Intelligenz, die durch die Funktion des Gehirns zum Ausdruck kommt, das Tier sehr wohl zum Denken, Überlegen und zu logischen Schlüssen befähigt.“

Eine Bekannte, der ich von diesen Tieren erzählte, meinte: "Ist es denn nicht grausam, Tieren solche Tricks beizubringen?“

Ich hoffe, ich habe klar zum Ausdruck gebracht, daß von Grausamkeit keine Rede sein kann. Die Schulung dieser Hunde lag ausschließlich in den Händen von Menschen, die von größter Liebe zu ihnen beseelt waren. Genau wie Kindern wurde diesen Hunden mit Liebe und Geduld beigebracht, ihre Gedanken in Worten auszudrücken.

Die Tatsache, daß diese Schulungsversuche von allen Tierschutzbewegungen mit lebhaftem und wohlwollendem Interesse verfolgt wurden dürfte genügen, jeden Verdacht von Grausamkeit zu zerstreuen.

Leider kann man von den Versuchen Pawlows und anderer Wissenschaftler nicht das selbe sagen. Diese Experimente, die im Namen der "Wissenschaft“ ausgeführt werden, sollen klären, wie sich bestimmte Tiere unter dem Druck gewisser Bedingungen verhalten, wie sie auf körperliche oder seelische Bedrängnis und auf Reizzustände verschiedenster Art reagieren. Sie gehören in eine ganz andere Kategorie.

Man darf aus der Tatsache, daß einige besonders geschulte Hunde so erstaunliche Fähigkeiten entwickelten, keine falschen Schlüsse ziehen. Sie bedeutet keineswegs, daß der ungeschulte Hund weniger natürliche Intelligenz besitzt als diese "geistigen Aristokraten" seiner Gattung.

Wie viele Menschen besitzen Gaben und Fähigkeiten, die durch die Ungunst äußerer Umstände nie zur Ausbildung und Entfaltung kommen!

Dem "Durchschnittshund" wie dem "Durchschnittsmenschen" wird nicht immer die Gelegenheit geboten, die dem "Auserwählten" in den Schoß fällt. Nicht jeder Hundebesitzer hat, selbst wenn er es auch gerne täte, die Zeit dazu, die natürlichen Anlagen seines eigenen Tieres zu fördern und zu entwickeln.

Zweifellos besitzt der Durchschnittshund hohe Intelligenz und Denkfähigkeiten, die denen seiner geschulten Brüder ähneln.

Obwohl sich der Durchschnittshund nicht immer so erfolgreich mit uns verständigen kann wie der besonders trainierte, hat er doch oft seine Fähigkeit bewiesen, selbständig zu denken und zu handeln. Der "Alltags-Hund" hat, wie auch der "Alltags-Mensch", seinen Platz in der Ordnung aller Dinge.

"Gott muß die Durchschnittsmenschen sehr geliebt haben - er hat so viele von ihnen erschaffen", sagte Abraham Lincoln. Das selbe kann man auch von den Durchschnittshunden sagen.

Immer wieder hören wir von wahren Begebenheiten, in denen ein Hund seine geistige Regsamkeit bewies.

In der hochinteressanten Broschüre "Souls of Animals“ (Seelen der Tiere) erzählt Captain D. G. Shaw, ein Tierarzt in Surrey, von der erstaunlichen Fähigkeit eines Airedaleterriers, zu überlegen und Schlüsse zu ziehen. Er fand Ruff eines Tages wartend vor seiner Türe und nahm zunächst an, sein Besitzer habe ihn zu ihm gebracht. Da aber weder der Besitzer noch sein Wagen weit und breit zu sehen waren, schloß er, Ruff habe sich verlaufen und rief den Eigentümer des Hundes an. "Man sagte mir“, schreibt Captain Shaw, "es müsse ein Irrtum vorliegen. Ruff sei in seiner Hundehütte. Er habe einen Schwarm Bienen aufgestöbert und sich daraufhin schleunigst in seine Hütte verkrochen. Der Hund vor meiner Türe müsse ein anderer Airedaleterrier sein.“

Es war aber doch Ruff. Unbeobachtet war er aus seiner Hundehütte fort und zum Tierarzt gelaufen. In die Klinik eingelassen, sprang er sofort auf den Behandlungstisch. Er war von den Bienen gestochen worden!

"Es ist ganz klar“, schreibt Captain Shaw weiter, "daß Ruff folgerichtig annahm, ein Besuch bei mir würde ihm Linderung bringen. Ich muß hinzufügen, daß der Hund sonst nie in die Stadt kam und sein Eigentümer ihn immer nur im Wagen zu mir gebracht hatte. Daß er den weiten Weg zwischen seinem Zuhause und meiner Klinik in so kurzer Zeit zurücklegte, ist ein weiterer Beweis seiner Intelligenz.“

Man könnte hier einwenden: "Das ist nicht unbedingt ein Beweis für logisches Denken. Es entsprach einem natürlichen Instinkt, zu dem Menschen zu laufen, der schon bei früheren Anlässen seine Schmerzen gelindert hatte.“ Auch wenn man das gelten laßt, ist es nicht der selbe Instinkt, der den kranken Menschen zu seinem Arzt führt?

Unsere vierbeinigen Freunde nehmen viel mehr von menschlichen Unterhaltungen auf, als wir ahnen. Nur wenn sie aus eigener Initiative handeln, erkennen wir, wie genau sie alle Ereignisse im Haushalt verfolgen.

Eine Bekannte erzählte mir, sie habe eines Morgens eine unerwartete berufliche Verpflichtung ihres Mannes, der er unbedingt nachkommen mußte, mit ihm besprochen. Michael, ein naher Verwandter, wollte am gleichen Vormittag vorbeikommen, um sich vor seiner Ferienreise zu verabschieden. Ihr Mann war sehr enttäuscht, Michaels Besuch nicht abwarten zu können.

Ihr Hund wohnte der Unterhaltung still bei. Dann bat er, herausgelassen zu werden. Kurze Zeit darauf erschien Michael, lange vor der verabredeten Stunde. "Ich fand Bill laut bellend vor meiner Haustür und wollte ihn gleich zu euch zurückbringen“, sagte er. Michael wohnte in einer Straße mit kaum unterscheidbaren Reihenhäusern. Nur zweimal war der Hund im Wagen dorthin mitgenommen worden. Trotzdem hatte er sich mit der festen Absicht auf den Weg gemacht, Michael schleunigst zu holen.

Das ist ein Fall überlegter Handlungsweise seitens eines gewöhnlichen Hundes, der keinerlei "Ausbildung“ erhalten hatte. Er war dem Inhalt der Unterhaltung zwischen seinen menschlichen Freunden gefolgt, und um ihnen zu helfen, hatte er aus eigener Initiative gehandelt.

Ein anderes befreundetes Ehepaar hatte eine Promenadenmischung namens Whiskey. Dieses erstaunlich intelligente Tier konnte beinahe alles verstehen, was gesagt wurde. Morgens bekam Whiskey ein Butterbrot zum Frühstück, was er nicht sehr schätzte. Manchmal, wenn er es nicht fressen wollte, wurde ihm gesagt:

"Wenn du es nicht frißt, bekommen es die Vögel." Das hatte immer den gewünschten Erfolg. Whiskey nahm sein Frühstück ein.

Eines Morgens aber erschien ihm dieses Frühstück ganz besonders reizlos. Auf die übliche Drohung hin: "Wenn du es nicht frißt, geben wir es den Vögeln", nahm er das verpönte Butterbrot vorsichtig zwischen die Zähne. Mit zurückgezogenen Lefzen, um ja nichts davon zu schmecken, trug er es in den Garten und legte es dort, wo die Vögel gefüttert werden, behutsam ins Gras; nicht von Opfergeist beseelt, sondern mit einer Miene, die klar ausdrückte: "Na, dann sollen die albernen Vögel es halt haben. Ich fresse es doch nicht."

In "Souls of Animals" erzählt Miss J. L. Stephen eine rührende kleine Geschichte: Jane, eine rauhhaarige Foxterrierhündin, hatte die Angewohnheit, Besuchern ihren Ball zu Füßen zu legen. Dies war eine stumme Bitte, den Ball zu werfen, dem sie dann beglückt nachjagte. Als Miss Stephens blinder Schwager zu Besuch kam, legte sie auch ihm den Ball vor die Füße und wunderte sich wohl, daß er gar nicht darauf reagierte.

Als sie es wieder einmal ohne Erfolg versuchte, sah sie etwa zwei Minuten lang konzentriert in das Gesicht des Mannes. In ihren Augen lag ein fragender Ausdruck. Dann tappte sie dreimal mit der Pfote sanft auf seinen rechten Fuß, trat zurück und wartete. Sie wurde nicht enttäuscht. Der Mann bückte sich und warf den Ball.

Jane hatte verstanden.

Tiere mit erstaunlichen Fähigkeiten

Das Pferd kann am menschlichen Familienleben nicht in der gleichen Weise teilnehmen wie der Hund. Trotzdem hat es in seiner langen und engen Verbindung mit dem Menschen gewisse menschliche Qualitäten angenommen und zeigt gelegentlich eine Intelligenz und geistige Regsamkeit, die weit über den Rahmen eines natürlichen Tierinstinktes hinausgeht.

Karl Krall, der Besitzer der berühmten Elberfelder Pferde, brachte ihnen das Sprechen bei. Sie beantworteten Fragen mittels eines Zahlenalphabetes, das sie durch Stampfen mit den Hufen ausführten. Sie lösten die kompliziertesten mathematischen Probleme und konnten sogar Quadrat- und Kubikwurzeln ziehen!

Unter den zahlreichen hervorragenden Wissenschaftlern, die diese Pferde prüften, befand sich auch Maurice Maeterlink. Einem der Tiere gelang es, mathematische Probleme zu beantworten, die Maeterlink selbst nicht hatte lösen können.

Das Pferd weigerte sich zum Beispiel, die Quadratwurzel einer bestimmten Zahl anzugeben. Später wurde festgestellt, daß diese Zahl keine Quadratwurzel besaß!

Als Karl Krall beschuldigt wurde, bei den Prüfungen sichtbare, den Pferden geläufige Signale anzuwenden, trainierte er ein blindes Pferd. Der mit diesem Tier erzielte Erfolg zerstreute jeden Verdacht. Der amerikanische Forscher auf psychischem und spiritistischem Gebiet Arthur Goadby erzählt von seinen Erlebnissen mit dem Shetland-Pony Black Bear, einem kohlschwarzen Hengst.

Der Eigentümer Black Bears war ein Mr. Thomas Barrett

aus New York. Es dauerte nicht lange bis er die außergewöhnliche Intelligenz, das erstaunlich gute Gedächtnis und die schnelle Auffassungsgabe seines neuen Ponys entdeckte. Er brachte ihm das Alphabet, das Buchstabieren einfacher Wörter und die Grundelemente des Rechnens bei.

"Zu seinem Erstaunen", schreibt Mr. Goadby, "fand er, daß Black Bear nicht nur die Grundelemente dieser Dinge sofort begriff, sondern seinen Trainer im intuitiven Verstehen von Feinheiten bald überflügelte."

Mr. Barrett war ein ehemaliger Landarbeiter, ein intelligenter und interessierter Mensch, der in seiner Jugend nur kurze Zeit die Schule besucht hatte. Er machte aus seinem Mangel an allgemeiner Bildung keinen Hehl und war oft verblüfft über die Fülle des Wissens, die mathematische Geschicklichkeit und die Phantasie des Ponys, dessen Kenntnisse seinen eigenen Wissensschatz auf vielen Gebieten übertrafen.

Mr. Goadby beschloß, die Fähigkeiten Black Bears zu prüfen. Es gab viele Leute, die behaupteten, der ehemalige Landarbeiter sei ein ganz raffiniertes Genie; die scheinbaren Leistungen des Pferdes seien in Wirklichkeit nur geschickte Tricks seines Herrn. Der Eindruck, den oberflächliche Beobachter gewannen, war so verblüffend, daß sie keine andere Erklärung fanden.

Bevor er mit seinen Untersuchungen begann, hatte auch Mr. Goadby seine Zweifel. Später sagte er: "Nach den vielen im Laufe des Jahres durchgeführten Experimenten habe ich mich selbst und auch andere davon überzeugt, daß Mr. Barrett das Pony weder wissentlich noch unwissentlich beeinflußt."

Mr. Goadby wurde bei seinem ersten Besuch von Mr. Bligh Bond, einem anderen psychologisch interessierten jungen Mann, begleitet.

Black Bears Eigentümer hatte ein einfaches System ersonnen, mit Hilfe dessen das Pony Fragen beantwortete und Rechenaufgaben löste. Es wurde vor zwei Regale geführt, an denen lederne Schlaufen hingen. Jede dieser Schlaufen trug eine in Metall angefertigte Ziffer oder einen Buchstaben. Um Fragen zu beantworten, wählte Black Bear die jeweilig benötigten Buchstaben und Zahlen.

Mr. Bligh Bond prüfte zunächst Black Bears mathematischen Kenntnisse. Seine Antworten zeigten sensationellen Scharfsinn und waren hundertprozentig korrekt. Beiden Prüfern war klar, daß sie vor einem einzigartigen Phänomen standen.

Auf eine große Schiefertafel wurde nun ein Viereck gezeichnet und eine Linie von einer Ecke des Vierecks zur anderen gezogen. Das Pony wurde nach dem Namen der Linie gefragt. An Stelle der erwarteten Antwort "Diagonale“ gab es die ungewöhnliche, aber höchst korrekte Definition: "Linie der Hypotenuse.“

Danach sollte es die Länge der Diagonale in einem Viereck, dessen Seiten je fünf Einheiten in Länge betragen, angeben. "Sieben“ antwortete das Pferd ohne Zögern, gleichzeitig aber den Kopf schüttelnd, als gefiele ihm diese Antwort nicht recht. Es schien zu erfassen, daß die genaue Länge nicht zu messen sei. Die Sieben kommt der mathematisch korrekten Antwort, in runder Zahl ausgedrückt, am nächsten.

Black Bear löste eine ganze Reihe mathematischer Probleme. Wenn keine Antworten zu passen schienen, gab er deutlich zu erkennen, daß er sich dessen voll bewußt war.

"Während der ganzen Dauer der Prüfung hatte ich Mr.

Barrett scharf im Auge behalten, um eventuelle Zeichen oder Signale zu entdecken", schreibt Mr. Goadby, "aber ich fand nichts, das auch nur im geringsten auf solche Mittel hindeuten könnte."

Nachdem er sich überzeugt hatte, daß die Fähigkeiten Black Bears die eines normalen zehnjährigen Menschen, von denen eines gleichaltrigen Pferdes ganz zu schweigen, weit übertrafen, schloß er auf eine "übernatürliche" Begabung dieses erstaunlichen Ponys.

Um seine Theorien zu bestätigen, untersuchte er Black Bears psychische Anlagen mit recht interessanten Resultaten.

“Kannst du um meinen Kopf herum eine Farbe sehen?” fragte er das Pony. Es nickte, kam auf Mr. Goadby zu und legte seine Nüstern sanft an die Stirn des Menschen.

“Welche Farbe?” fragte Mr. Goadby, und das Pferd antwortete: “Hell.” Immer noch an Farbe denkend, fragte Mr. Goadby weiter: “Hell, ja. Aber was?” Zu seinem großen Erstaunen buchstabierte Black Bear: “Strahlen.” Das Pony hatte den Begriff “Farbe” abgelehnt und seinen eigenen Eindruck der von ihm wahrgenommenen Aura genannt.

Auf weitere Fragen gab Black Bear zu, außer den sichtbar im Raum weilenden Menschen auch noch andere Gestalten zu sehen. Er gab die Zahl dieser “Extra-Gestalten” an. Leider wurde das Experiment in diesem Augenblick unterbrochen. Als er später gefragt wurde, ob er die Namen der den anderen Menschen unsichtbaren Männer und Frauen nennen könne, antwortete er, sie seien verschwunden.

Manchmal reagierte Black Bear auf Telepathie, aber nicht bei allen Versuchen.

Als einmal gefragt wurde, wer im Jahre 1861 Präsident

der Vereinigten Staaten gewesen sei, antwortete das Pony: "Lincoln". Auf die Frage, wo das Attentat auf Lincoln stattgefunden habe, antwortete es: "Washington." Es gab den Namen des Mörders als Booth an und fügte hinzu, Booth habe später ein Bein gebrochen. Jemand fragte: "Wie war Booths Vorname?" "Wilkes" war die prompte Antwort.

"Ich bezweifle, daß diese Fragen je zuvor an Black Bear gerichtet worden waren. Er kennt keine Bibliotheken und liest keine Bücher. Er hat keine Universität besucht, hatte keinen gebildeten Privatlehrer und ist erst elf Jahre alt. Die meiste Zeit verbringt er allein in seinem Stall, und wenn er Rede und Antwort steht, ist er es, der Auskünfte erteilt; er selbst erhält keine", berichtet Mr. Goadby und fährt fort:

"In der eben erwähnten Unterhaltung ist Black Bears Antwort auf die Frage nach Booths Vornamen besonders bemerkenswert. In Geschichtsbüchern ist dieser Name immer als 'John Wilkes' angegeben. Für seine Freunde aber war Booth einfach 'Wilkes'. Wie kam Black Bear dazu, diese Version zu nennen? Hätte er seine Kenntnisse aus Büchern, wäre seine Antwort bestimmt 'John Wilkes' gewesen."

Mr. Goadby hielt die erstaunliche Fähigkeit des Ponys, lange Zahlenreihen nach einem flüchtigen Blick darauf im Kopf zu addieren für "übernormal". Er wies auch darauf hin, daß Black Bears unerwartete Antworten auf unabhängiges Denken schließen ließen und daß seine Kenntnisse welthistorischer Geschehen zweifellos oft alle ihm je beigebrachten Dinge überträfen.

Bei allen Experimenten achtete Mr. Goadby streng darauf, daß jede bewußte oder unbewußte Beeinflussung von seiten Black Bears Eigentümer ausgeschlossen war.

Die Versuche zerstreuten seiner Meinung nach jeden Verdacht und erbrachten den vollen Beweis für Black Bears selbständiges Denken.

Mr. Goadby meinte, er zeige den Intellekt eines hochkultivierten Menschen. "Sein Wissen, sein Takt, sein Humor, seine Haltung und Höflichkeit, seine Feinheiten des Ausdrucks, ja, auch seine gelegentlichen Äußerungen der Abneigung, der Langeweile oder Gleichgültigkeit sind ganz menschliche Züge", sagt er.

Abschließend schreibt Mr. Goadby über dieses Wunderpferd: "Man könnte annehmen, Black Bear sei ein normales, wenn auch über den Durchschnitt intelligentes und begabtes Tier. Gewisse Anzeichen aber deuten auf eine feine, übersinnliche Seite seiner Natur, die ihn befähigt, mit nicht-stofflichen und daher unsichtbaren Bewohnern des Jenseits in Verbindung zu treten."

Wir wissen, daß einem Medium Quellen des Wissens eröffnet werden können, die seinen eigenen irdischen Sinnen verschlossen bleiben. Meiner Meinung nach besaß Black Bear ähnliche psychische Fähigkeiten. Ein Medium der Tierwelt!

Abgesehen von besonders ausgebildeten Pferden hat auch das "Durchschnittspferd", genau wie der "Durchschnittshund", oft genug Beweise selbständigen Denkens erbracht. Folgende Begebenheit, in der Zeitschrift "Animal's Friend" (Tierfreund) wiedergegeben, spielte sich während des ersten Weltkrieges ab:

"Wir erwarteten eine Lieferung von Bomben", erzählte ein Offizier der britischen Armee, "und nach längerem Warten sahen wir den von Pferden gezogenen Wagen auf das Lager zukommen. Einer unserer Unteroffizlere rief ihm Anweisungen zu: 'Rechts herum, geradeaus, jetzt nach links, halt.' Sie wurden prompt ausgeführt.

Als wir an den Wagen herantraten, fanden wir keinen Kutscher vor - er war ein ganzes Stück weiter hinten abgesprungen, um vor einem feindlichen Bombardement Deckung zu nehmen, und tauchte erst viel später bei uns auf. Die Pferde waren den Anweisungen ganz allein gefolgt."

Der "Daily Herald" erzählte die Geschichte eines Landwirts und Friedensrichters in Suffolk, der plötzlich während der Arbeit auf einem seiner Felder erkrankte. Er arbeitete mit zwei Pferden, als er, auf dem Rücken eines der Pferde sitzend, einen Herzanfall erlitt. "Das Pferd brachte ihn über die Felder, durch das Dorf, ein Stück der mit Verkehr erfüllten Londoner Ausfallstraße entlang, über eine Kreuzung hinweg und in eine Landstraße einbiegend, bis zu seinem Gutshof", berichtet der Reporter. Spot, die eine Stute, führte den Weg, und Blossom folgte, ihren erkrankten Herrn auf dem Rücken. Die Leute im Dorf sahen die Prozession ohne zu ahnen, in welcher Gefahr ihr Friedensrichter schwebte. Sie sahen ihn auf dem Rücken seines Pferdes sitzen und merkten nichts von seiner Krankheit. Seine Frau erzählte dem Reporter: "Die beiden Stuten, die schon viele Jahre bei uns sind, gingen ruhig in den Stall, nachdem wir ihren kranken Herrn von Blossoms Rücken gehoben hatten. Sie warteten geduldig, bis sie abgeschirrt wurden. Es besteht kein Zweifel - sie haben meinem Mann das Leben gerettet."

Der Friedensrichter erinnerte sich weder an seinen Anfall, noch wußte er, wie er nach Hause gekommen war.

Selbst Tiere, die man nicht als Haustiere bezeichnen kann, entwickeln durch Kontakt mit Menschen eine eigene Persönlichkeit und intelligente Beobachtungsgabe. Mr. H. Richard Jone, Direktor der "Animals' Friends

Society“ (Verein der Tierfreunde), erzählt folgende amüsante kleine Geschichte:

"Vor vielen Jahren diente ich auf dem Schiff ‘Maharajah’, das die indische Strafkolonie in Port Blair auf den Andaman-Inseln regelmäßig anlief.

Die Kolonie exportierte das in den Wäldern der Inseln in Hülle und Fülle wachsende Padoukholz. Die Sträflinge fällten die Bäume und transportierten das Holz ab. Eine große Elefantenherde half bei der Arbeit.

Als wir eines Tages in Port Blair vor Anker lagen, beschloß unser Kapitän anläßlich seines Geburtstages eine Party zu geben. Zur Feier des Tages war das Schiff von 8 Uhr morgens an beflaggt.

Am frühen Vormittag erhielten wir folgende Mitteilung von der Kolonie-Station:

‘Bitten darum, die Flaggen einzuziehen. Unsere Elefanten sehen das beflaggte Schiff, glauben, es ist ein allgemeiner Feiertag und verweigern jegliche Arbeit.'“

Auch Vögel zeigen, wenn sie "zur Familie gehören“, ihre eigene Individualität. Jeder von uns muß für sich selbst entscheiden, ob er es für richtig hält, Vögel in Käfigen einzusperren oder nicht. Die in Gefangenschaft geborenen und an einen Käfig gewöhnten scheinen jedenfalls mit ihrem Los ganz zufrieden zu sein.

Wieviel Charakter zeigen diese kleinen Wesen bisweilen! Manchmal bin ich ganz verblüfft über die starke Persönlichkeit, die so ein Vögelchen ausstrahlen kann.

Unser Freund Hannen Swaffer hatte einen Kanarienvogel mit besonders ausgeprägtem Charakter. Mr. und Mrs. Swaffer brachten einen zweiten Kanarienvogel von einer Ferienreise durch Marokko mit. Dickie, der englische Vogel, betrachtete die Einführung dieses Fremdlings als eine persönliche Beleidigung.

Als der schöne, neue Käfig ihm gegenüber am Fenster aufgehängt wurde, plusterte er sich auf, drehte den kleinen Kopf verärgert hin und her und schimpfte, als wolle er sagen: "Ausländisches Gesindel!"

Der Neuankömmling wurde Riff getauft. Dickies kleines Herz platzte zwar nicht vor Eifersucht, dazu war es zu lebensfroh, aber Dickie weigerte sich, im Angesicht des Eindringlings auch nur einen Ton zu singen. Wenn man seine süße, harmonische Stimme hören wollte, mußte Riff erst in ein anderes Zimmer verbannt werden.

Der arme kleine Riff, der nicht singen konnte, lebte nicht sehr lange, und Dickie war wieder "Herr im Hause". Regelmäßige Besucher erkannte und begrüßte er mit lebhaftem Trillern.

Hannen Swaffer spielte oft und gerne Patience. Dickies Käfig stand bei diesen Anlässen neben ihm auf dem Tisch, und der kleine Kerl verfolgte das Spiel mit blanken Augen. Ich hätte mich gar nicht gewundert, wenn er eines Tages mit seiner Kralle auf eine Karte gezeigt und gepiepst hätte: "Schau, Swaff, da, vor deiner Nase, die schwarze Zehn auf den roten Buben!"

Manche Menschen sehen in einer Katze nichts weiter als eine lebende Mausefalle; wer aber seine Katze in den Kreis der Familie aufnimmt, wird bald merken, wieviel Intelligenz dieses Tier besitzt, wie oft es seine eigenen, selbständigen Schlüsse zieht und nach ihnen handelt. Dieses selbstbewußte und unabhängige Geschöpf ist vielleicht das faszinierendste all unserer Haustiere. Es trägt seine Gefühle nicht so offensichtlich zur Schau wie der Hund, ist aber tiefer zu Anhänglichkeit und Zuneigung fähig.

Die allgemein verbreitete Ansicht, Katzen hingen eher

an der Behausung als an den Menschen, bewahrheitet sich nur in Ausnahmefällen. Katzen, die mit der Familie umsiedeln, leben sich schnell in ihrer neuen Umgebung ein. Hinter gelegentlichen Versuchen, verlassene Heimstätten wiederzufinden, liegen meistens triftige, oft mit menschlichen Bindungen zusammenhängende Gründe.

Die schon erwähnte Broschüre "Souls of Animals“ bringt einige interessante Beispiele intelligent und unabhängig denkender Katzen.

Miss Irene Caudwell erzählt, wie ihre eigene Familie zweimal von ihrer Katze vor einer Gasvergiftung bewahrt wurde. Das erste Mal miaute sie so lange vor einer der Schlafzimmertüren, bis der Schläfer erwachte und den Geruch des ausströmenden Gases bemerkte. Das zweite Mal gelang es der Katze, obwohl sie zur Nacht in der Küche eingesperrt war, das schlafende Haus mit ihrem lauten und unermüdlichen Miauen zu alarmieren. "Die selbe Katze“ schreibt Miss Caudwell, "kam und warnte uns, als meine Mutter, die in einem anderen Teil des Hauses wohnte, plötzlich erkrankte und völlig hilflos, ohne sich rühren zu können, in einem der Zimmer lag.“

Vor einigen Jahren beschrieb das Londoner Abendblatt "Evening Standard“ folgende kleine Episode: Mr. W. Tombleson, New South Wales, Australien, beobachtete eine Katze auf Schlangenjagd. Sie hatte die Schlange in ein Gestrüpp gejagt und lauerte geduldig auf ihr Wiedererscheinen. Die Schlange aber blieb in ihrem Versteck. Um sie herauszulocken, holte die Katze eines ihrer Jungen, setzte es in der Nähe des Gestrüpps ab und versteckte sich. Die Schlange fiel auf den Trick herein, kam zum Vorschein und näherte sich dem Köder. Mit einem Satz war die Katzenmutter zur Stelle und tötete die überrumpelte Schlange.

Ihr logisch durchdachter und ausgeführter Plan beweist unabhängiges, folgerichtiges Denken.

Die Heldin der folgenden Geschichte aber zeigte eine beinahe übernatürlich anmutende Intelligenz und ein erstaunlich logisches Denken und Handeln. Sie wird von einem Arzt in der Zeitschrift "The Cat“ (Die Katze) erzählt:

"Als ich eines Mittags von meiner Besuchsrunde bei Patienten in meine Praxis zurückkehrte, sah ich vor meiner Haustüre eine Katze sitzen und warten. Sie folgte mir kläglich miauend in das Haus.

Ich glaubte, sie sei hungrig und bot ihr Milch an, aber sie kehrte der dargebotenen Schüssel den Rücken und jammerte weiter. Als ich mich niederbeugte und sie streichelte, entdeckte ich an ihrem Unterkiefer einen großen Abszeß. Ich nahm sie in mein Sprechzimmer, öffnete den Abszeß und behandelte die Wunde. Das Tier hielt vollkommen still und machte keinen Versuch zu kratzen. Kaum war die Behandlung beendet, sprang die Katze auf den Boden, schnurrte und schmiegte sich dankerfüllt an meine Beine. Dann ging sie in die Halle, trank die Milch und bat, wieder hinausgelassen zu werden. Am nächsten Mittag und zur gleichen Stunde war sie wieder da. Drei Tage lang erschien sie pünktlich und regelmäßig zur Behandlung, bis die Wunde so gut wie verheilt war. Danach blieb sie verschwunden.

Woher wußte diese Katze, daß ich Arzt bin und ihr helfen konnte!“

Der "Daily Express“ berichtet von einem jungen Kätzchen, ohne dessen Warnung ein Mensch höchstwahrscheinlich sein Leben verloren hätte:

Schwester Nichols war gerade dabei, das Frühstück für ihren kleinen Patienten zu richten, als sie ein Tappen am Fenster hörte. Sie schaute auf und sah ein Kätzchen, das offensichtlich bemüht war, ihre Aufmerksamkeit zu erregen. Als sie hinausging, lief die kleine Katze den Gartenweg hinunter und führte sie zu einem Schuppen. Dort fand sie den Gärtner, der einen Schlaganfall erlitten hatte, bewußtlos am Boden liegen. Normalerweise wäre vor Ende des Tages niemand zu dem Schuppen hinuntergegangen, und es wäre dann wohl zu spät gewesen, das Leben des Mannes zu retten.

Zum Abschluß noch zwei besonders amüsante Katzengeschichten. Die erste illustriert bemerkenswerte Beobachtungsgabe, die andere ein seltenes "rhythmisches" Talent.

Die erste, in "The Cat" erzählt, handelt von einer Katze, die, von vielen Augenzeugen beobachtet, eine belebte Straße überqueren wollte. Die Verkehrsampel zeigte Rot. Die Katze setzte sich auf den Rand des Bürgersteiges und wartete. Erst als das grüne Licht erschien, ging sie gelassen und würdevoll zur anderen Seite hinüber.

Die zweite Geschichte, die das Abendblatt "The Star" veröffentlichte, betrifft eine Katze mit ausgesprochenem Sinn für Rhythmus. Sie lebte in dem kleinen englischen Ort Nunhead und läutete die Glocke der St.-Catherines-Kirche! Ihr musikalisches Talent hatte sich schon offenbart, als sie mit der Pfote Töne auf dem Klavier ihres Herrn anschlug. Eines Tages aber begleitete sie den Küster, der in der selben Straße wohnte, zur Kirche. Die musikalische Katze stellte sich auf die Hinterbeine und zog an dem Glockenseil. In wenigen Wochen erlernte sie die Kunst, die kleine Glocke rhythmisch zu läuten. Nur wenige der sonntags zur Kirche strömenden Andächtigen wußten, wer sie zum Gottesdienst rief!

Beweise von Liebe und Treue

Im Laufe seiner Entwicklungsepochen hat der Mensch viele seiner edelsten Anlagen entfaltet. Männer und Frauen opferten ihr Leben selbstlosen Idealen und bewiesen im Angesicht des Todes höchsten Mut.

Aufopferungsbereitschaft und Tapferkeit sind hohe Qualitäten. Sie beschränken sich aber keineswegs auf den Menschen allein. Auch Tiere haben Heldentaten vollbracht, unbegrenzten Mut gezeigt und oft ihr Leben im Dienste einer Pflicht geopfert.

Der Hund ist ein tapferer Krieger und disziplinierter Soldat, der zu Kriegszeiten oft in heroischer Weise seinen Dienst erfüllt.

Nach dem ersten Weltkrieg veröffentlichte "La Croix du Midi“ in Frankreich eine Artikelserie über diese Soldaten-Hunde. Sie wurde später ins Englische übersetzt und in die Broschüre "Souls of Animals“ aufgenommen.

Die Pflichten dieser "Soldaten“ waren mannigfaltig: "Während des Krieges“, so heißt es in "Souls of Animals“, "war des 'Menschen bester Freund' tatsächlich sein verläßlichster und treuester Kamerad. Als Wachhund, als schneller, zuverlässiger Bote, im Proviantransport wie als *Krankenpfleger* oder *Polizist* hat der Hund unschätzbare Dienste geleistet. Oft, wenn er nicht offiziell *angemustert* zur Truppe gehörte, war er einfach der *Talisman* seiner Kompanie. Er hatte seinen Platz zur Linken der marschierenden Kolonie, war bei allen Truppenmusterungen und feierlichen Aufmärschen zugegen und teilte die Mahlzeiten der Soldaten. Er schlief selbst in den kältesten Winternächten im Freien, oft bei feindlichem Feuer. Seinen menschlichen Kameraden, deren nie endenden Nörgeleien und Neckereien er ohne Klage über sich ergehen ließ, bedeutete er Freude und Trost.

Der offiziell angemusterte Hund aber unterlag strenger Disziplin. Er hatte sein Eintragungsbüchlein, seine Kennmarke, seine Ausrüstung, seine Gasmaske. Er durchlief einen Ausbildungskurs und wurde dann einer Truppeneinheit zugeteilt.

Diese Hunde waren furchtlose Krieger. Ihre treue Plichterfüllung kostete manchen von ihnen das Leben, und mancher Poilu verdankt seine Rettung einem dieser vierbeinigen Soldaten..."

Hier einige kurze Beispiele solcher "Helden-Hunde":

Follette war an der Somme schwer verwundet worden. Ihre Aufgabe bestand darin, Verbindungen aufrechtzuerhalten und Meldungen zu übertragen. Trotz heftigen Feuers gelang es ihr immer, zu dem Kommandoposten zurückzukehren. Als ihre Mission beendet war, erlag Follette ihren Wunden.

Achtundvierzig Soldaten verdankten ihr Leben einem Hund namens Pastou. Eine Infanterieabteilung wurde von einer sehr viel stärkeren feindlichen Truppe angegriffen und war in Gefahr, eingekreist und abgeschnitten zu werden. Ein Rückzug war wegen des starken Sperrfeuers unmöglich. Drei Kundschafter wurden ausgesandt, aber keiner kam durch.

Schließlich wurde Pastou mit einer Meldung der kritischen Lage und der Bitte um rasche Hilfe losgeschickt. Der Hund legte die drei Kilometer in elf Minuten zurück, die Meldung kam unversehrt in die Hände des Majors, und die achtundvierzig überlebenden Soldaten wurden gerettet.

Medor war einer der Hunde, die in treuer Pflichterfüllung ihr Leben ließen. In den Kämpfen um die Somme war er, während er sich bemühte, unter heftigem Feuer

Verbindungen aufrechtzuerhalten, verwundet worden. Trotz seiner Wunden lief der Hund weiter, bis er seine Aufgabe vollendet hatte. Zwei Tage später starb er.

Einige dieser Hunde sind in Tagesbefehlen erwähnt und für ihre Tapferkeit ausgezeichnet worden. Drei Jahre lang trug die belgische Schäferhündin Taki Meldungen über die Schlachtfelder. Wie durch ein Wunder blieb sie unversehrt. Nach dem Kriege wurde sie mit Ehren überhäuft. Sie wurde mit dem Croix de Guerre und anderen Orden ausgezeichnet, und als sie 1931 im Alter von einundzwanzig Jahren diese Welt verließ, wurde sie mit militärischen Ehren bestattet.

Aber nicht nur als Kriegskamerad ist der Hund oft Helfer und Retter des Menschen; auch unter anderen Lebensumständen und Gefahren haben Hunde Ruhm und Dank für tapfere Taten geerntet.

Der Schäferhund Bob of Carmel rettete zweimal das Leben seines Herrn, eines Mr. Durham.

Das erste Mal zerrte er ihn aus einem brennenden Wagen.

Das zweite Mal war Mr. Durham über den Rand eines Felsens hinweg abgerutscht und hing hilflos in schwindelnder Höhe über dem Meer. Er hatte sich an einem aus dem Felsen wachsenden Gestrüpp festgekrallt. Es war ein unsicherer Halt. Aus Angst, das schwache Gestrüpp herauszureißen und damit den letzten Halt zu verlieren, wagte er nicht, sich daran hochzuziehen. Bob kam ihm zu Hilfe. Er sprang auf einen den Kopf des Mannes überragenden Felsblock, stemmte beide Vorderpfoten fest gegen den Boden, um guten Halt zu haben, packte den Mantelkragen seines Herrn zwischen den Zähnen und zog mit aller Macht. Er hielt fest, bis auf die Hilferufe Mr. Durhams hin andere Menschen an die Unfallstelle eilten und die Rettungsaktion vollendeten. Bob wurde eine goldene Rettungsmedaille verliehen.

Der "Daily Mirror“ stiftete einen Orden, "The Dog's V. C.“, der Hunden für besondere Tapferkeit überreicht wurde. Jeder dieser Hunde erhielt ein Halsband mit silberner Medaille und der Inschrift: *"Für Tapferkeit“*. Ihre Heldentaten wurden in einer vom "Daily Mirror“ herausgegebenen Broschüre veröffentlicht. Einige dieser Hunde-Helden erschienen auf der jährlichen abgehaltenen Hundeausstellung "Cruft's Dog Show“ und erregten großes Interesse. Einer der vierbeinigen Ordensträger, ein schottischer Schäferhund, opferte sein Leben bei einem Hausbrand. Das Feuer war in der Nacht ausgebrochen; der Hund hatte die Familie geweckt, und alle waren den Flammen rechtzeitig entkommen. In dem allgemeinen Durcheinander und in der Menschenmenge, die das brennende Haus schnell umringte, vermißte der Hund seinen kleinen Spielkameraden, das Baby der Familie. Dreimal stürzte er in die Flammen zurück, um das vermeintlich zurückgebliebene Kind zu retten. Zweimal zerrten die Feuerwehrleute das sich wehrende und nach ihnen schnappende Tier wieder heraus. Das dritte Mal war es nicht mehr möglich. Verzweifelt nach dem Baby suchend, verschwand der Hund in dem Flammenmeer. Sein verkohlter Körper wurde später in den Ruinen des Hauses gefunden.

Gyp, einem jungen, erst fünf Monate alten Hund, wurde der Orden für die Rettung dreier Kinder überreicht. Die Familie, zu der Gyp gehörte, war auf Ferien in einem Zeltlager gewesen. Eines Nachts hatte das Zelt der Kinder Feuer gefangen. Der kleine Hund war hineingelaufen und hatte die Kinder geweckt, indem er die Decken von ihnen zerrte. Es war den Kindern gerade noch möglich gewesen, sich ins Freie zu retten, bevor das brennende Zelt einstürzte.

Corkie, ebenfalls vom "Daily Mirror“ für Tapferkeit ausgezeichnet, gehörte einem alten Mann namens Ritchie, einem Schotten aus Mid-Calder. Mr. Ritchie und Corkie wanderten eines Tages in den Bergen, als sie von einem Schneesturm überrascht wurden. Den alten Mann verließen in der bitteren Kälte die Kräfte, und er sank erschöpft in den Schnee. Corkie legte sich auf die Brust seines Herrn, um ihn mit seinem kleinen Körper zu wärmen. Er wachte die Nacht über ihm. Am Morgen lief er fort und holte Hilfe.

Cracker rettete dem Töchterchen seines Herrn das Leben - und opferte das seine. Das kleine Mädchen hatte sich, gerade als der Vater anfuhr, hinten an den Wagen gehängt. Der Hund erkannte die Gefahr, und um die Aufmerksamkeit seines Herrn zu erwecken, warf er sich mit aller Macht mehrere Male gegen den fahrenden Wagen. Dank seiner Bemühungen wurde das Kind vor einem bösen Unfall bewahrt. Der Hund selbst aber starb an seinen Verletzungen.

Auch Katzen haben in Augenblicken der Gefahr ihren Mut bewiesen. Die Sonntagszeitung "Sunday Express“ erzählt von einer Katze, die bei einem ausbrechenden Feuer ihre schlafenden Eigentümer alarmierte. Das Tier war in der Küche eingeschlossen. Als es die Gefahr erkannte, warf es sich immer wieder mit all seiner Kraft gegen die verschlossene Türe und machte so viel Lärm, daß die schlafenden Menschen erwachten. Das Küchenfenster stand offen, die Katze hätte sich leicht durch einen Sprung ins Freie retten können, ohne die Familie zu warnen.

In einer Zeitung in Buffalo, USA, erschien folgende Notiz:

"Eine Katze, die ihre Jungen aus den Flammen eines brennenden Gebäudes rettete, soll von der 'American Humane Society' geehrt werden. Im Laufe einer öffentlichen Zeremonie soll ihr vom Bürgermeister unserer Stadt eine Ehrenurkunde für Tapferkeit verliehen werden."

Zu allen Zeiten haben Tiere bewiesen, daß sie fähig sind, im Angesicht von Gefahren Mut und Tapferkeit zu zeigen. Wie es unter den Menschen Helden gibt, so gibt es auch Tier-Helden. Sie haben oft heroische Taten vollbracht und manches Mal opferfreudig ihr Leben hingegeben.

Treue und selbstlose aufopfernde Loyalität gehören zu den schönsten Qualitäten einer hochentwickelten menschlichen Seele. Die wahre Größe menschlicher Natur drückt sich in den vielen Beispielen hingebender, opferfreudiger Nächstenliebe aus. Selbst auf diesem Gebiet höchster seelischer Attribute zeigt sich das Tier dem Menschen ähnlich. In der Geschichte des Altertums finden wir, ebenso wie in unseren modernen Zeitungen, Berichte von der Treue und aufopfernden Liebe des Hundes. In Athen setzten einst die Feinde des Alkibiades sein Haus in Brand. Als er aus dem brennenden Gebäude zu entfliehen versuchte, traf ihn ein Hagel von Pfeilen. Sein Hund, der ihm treu zur Seite geblieben war, wurde ebenfalls tödlich verwundet. Seine eigenen Schmerzen vergessend, versuchte das Tier, die Pfeile aus dem Körper seines Herrn zu ziehen. Eine der rührendsten Tiergeschichten des Altertums erzählt von dem Römer Titus Sabinus und seinem Hund. Titus Sabinus wurde des Staatsverrats beschuldigt und gefangengesetzt. Sein Hund blieb vor den Pforten des Gefängnisses sitzen und wartete seinen Herrn. Niemand konnte ihn verscheuchen. Als Sabinus, zum Tode verurteilt, die

"Germoniae“ (Treppe der Tränen) hinabgestürzt wurde, folgte der Hund und stand heulend neben der Leiche seines Herrn. Von Mitleid ergriffen, warf ein Zuschauer aus der Menge dem Tier ein Stück Brot zu. Der Hund nahm den Brocken und versuchte, ihn in den Mund des toten Sabinus zu pressen. Zum Schluß wurde die Leiche in den Tiber geworfen. Der kleine Hund sprang in die Fluten und versuchte mit verzweifelter Anstrengung, den Körper seines Herrn über Wasser zu halten und mit ihm an Land zu schwimmen, bis er erschöpft in den Wellen versank und ertrank. Wohl selten ist ein so hoher Grad hingebender Treue von Menschen übertroffen worden. Aus aller Herren Länder erreichen uns Berichte von Tieren, die über den Tod hinaus ihren Herren die Treue hielten. Zehn Jahre lang wachte in Schweden ein Hund am Grabe seines Herrn. Bei Wind und Wetter lag er dort. Da er sich weigerte, den Friedhof zu verlassen, fütterten ihn mitleidige Menschen an Ort und Stelle. Ein Mann, von der unerschütterlichen Treue des Tieres gerührt, errichtete ihm schließlich eine kleine Hütte neben dem Grab.

In Edinburgh steht ein Brunnen, der dem Andenken des Skyeterriers Bobby gewidmet ist.

Bobby gehörte einem Landwirt. Als sein geliebter Herr starb, lief er im Trauergefolge mit zum Friedhof und stand während der Beerdigungszeremonie neben dem offenen Grab. Als die Angehörigen des Verstorbenen den Friedhof verließen, blieb Bobby zurück. Der Totengräber fand ihn am nächsten Morgen und verscheuchte ihn, aber bei Anbruch der Dunkelheit schlich Bobby zum Grabe seines Herrn zurück, um am nächsten Tag wieder fortgescheucht zu werden. Dies wiederholte sich, bis der Totengräber es aufgab, den Hund wegzujagen.

Bobby und seine treue Liebe wurden in der ganzen Nachbarschaft bekannt. In der Nähe des Friedhofs lag eine Kaserne, und einer der Soldaten brachte jeden Tag Fleisch für Bobby in ein nahegelegenes Gasthaus. Pünktlich um ein Uhr lief Bobby täglich zum Gasthaus, nahm dort seine Mahlzeit ein und kehrte zu seinem einsamen Wachtposten auf dem Friedhof zurück. Sonntags war das Wirtshaus geschlossen, aber Bobby sorgte vor. Er versteckte während der Woche Fleischstücke hinter einem Grabstein und sicherte sich so seine Sonntagsmahlzeit.

Bei schlechtem Wetter versuchten viele Menschen, den Hund zu bewegen, mit ihnen nach Hause zu kommen. Bobby aber lehnte diese freundlichen Einladungen ab. Sein Zuhause war auf dem kalten Friedhof - bei seinem Herrn.

Auf diese Weise vergingen vierzehn Jahre, und eines Morgens fand man Bobby tot auf dem Grabe liegen. Eine Untersuchung ergab, daß Bobby an Krebs im Maul gelitten hatte, den er sich wohl in den vielen Jahren auf dem naßkalten Bett seiner Wahl geholt hatte.

Nun ruht Bobby in dem Stück Erde, das an den Friedhof grenzt, und ein schöner Rosenstrauch blüht auf dem Grab des treuen Hundes.

Eine andere Geschichte erzählt von einem alten Lumpenhändler, der auf der Straße zusammenbrach. Sein Hund versuchte zunächst, den sterbenden Mann wieder aufzurichten. Als er merkte, daß seine Bemühungen umsonst waren, leckte er Gesicht und Hände seines Herrn und legte sich heulend an seine Seite. Er ließ niemanden nahekommen, bis ein Arzt erschien. Nur ihm erlaubte der Hund, seinen Herrn zu berühren.

Ungezählte Fälle dieser Art sind verzeichnet und zeugen von der unerschütterlichen Liebe, Treue und Ergebenheit, deren ein Tier fähig sein kann.

In der Empfindung und dem Ausdruck von Mitgefühl offenbart sich die höhere geistige Natur des Menschen vielleicht am reinsten. Jesus von Nazareth gab der Welt mit seinem Leben und seiner Lehre ein so leuchtendes Beispiel allumfassenden, liebenden Mitgefühls, daß uns diese Form selbstloser Liebe als höchstes und göttlichstes Attribut der menschlichen Seele vorschwebt. Mitgefühl, eine rein seelische Qualität, hat sich im Herzen des Menschen im Laufe seiner Jahrtausende alten Evolution entwickelt. Der Mensch ist die Krone der göttlichen Schöpfung auf dieser Erde, und doch ist nicht er allein und ausschließlich fähig, diesen höchsten Ausdruck von Liebe, Mitgefühl, zu empfinden.

Nina, eine Herzogin von Hamilton und Branden, erzählt eine bemerkenswerte Geschichte. Die Heldin ist ein von den Menschen verachtetes Tier - eine Ratte. Ein Mann sah zwei Ratten nebeneinander herlaufen. Er warf mit einem Stein nach ihnen und tötete eines der Tiere. Die andere Ratte blieb wie gebannt stehen - sie war blind und hielt noch den Strohhalm zwischen den Zähnen, an dem die andere Ratte sie wie an einer Leine geführt hatte.

Eine andere Begebenheit, in "The Cat“ erzählt, handelt von zwei Katzen. Beide hatten Junge, aber der einen Mutter waren alle Kleinen fortgenommen worden. Sie saß in der Kiste, die als "Wochenbett“ gedient hatte, und klagte unaufhörlich. Die andere Katzenmutter im gleichen Raum hatte ihre Kinder behalten dürfen. Glücklich saß sie in ihrer Kiste und betreute ihre Brut. Als die Klagen der beraubten Mutter nicht aufhören wollten, nahm sie eines ihrer fünf Babies, lief zu ihrer unglücklichen Gefährtin hinüber und legte es ihr in die Kiste. Das Kleine wurde sofort liebevoll aufgenommen, und das klägliche Miauen verstummte.

Ein schönes Beispiel des Mitgefühls und gegenseitiger Hilfsbereitschaft unter Tieren erschien in dem Blatt der "Cat's Protection League“ (Verein zum Schutz der Katzen). Minkie, ein junges Kätzchen, war gewöhnt, mit der Katze einer Nachbarsfamilie zu spielen. Die kleine Minkie aber erblindete, als sie zwei Jahre alt war. Die Nachbarskatze wurde ihre Begleiterin und Führerin. Jeden Tag erschien sie bei Minkies Eigentümern, um ihren blinden Spielkameraden abzuholen. Nach beendetem Spaziergang oder Spiel begleitete sie Minkie wieder nach Hause zurück. Auf spiritistischen Sitzungen in allen Ländern der Welt sprechen hohe geistige Wesen durch ihre Medien zu uns. Diese Wesen haben im Laufe ihrer langen geistigen Evolution unschätzbare Weisheiten gesammelt. Sie versuchen, einfache, grundlegende Wahrheiten zu lehren, die uns allen offenstehen. In allen lebenden Wesen, sagen sie, glüht ein Funke Gottes. Wir sind in Gott, und Gott ist in uns. Der Beweis für die Wahrheit dieser Lehre liegt in der Tatsache, daß sich göttliche Liebe und göttliches Mitgefühl selbst in den bescheidensten Kreaturen der Schöpfung Gottes äußern. Es gibt kein Lebewesen, das nicht die Möglichkeit der Entwicklung und Entfaltung höherer geistiger Qualitäten in sich trüge. Wenn wir diese Wahrheit richtig verstehen und anwenden, wird eine neue Welt geboren werden - eine Welt, die keinen Platz mehr haben wird für Grausamkeit und Tyrannei, weder im Reich der Menschen noch dem der Tiere.

Der sechste Sinn

Viele Tiere und Vögel haben angeborene, tiefwurzelnde instinktive Fähigkeiten. Ihr intuitiver Sinn ist oft sehr viel höher entwickelt als der des Durchschnittsmenschen.

Gewisse Tiere, besonders Katzen, finden unter den schwierigsten und beschwerlichsten Umständen ihren Weg nach Hause zurück.

Während des Krieges wurden viele Katzen aus den Großstädten entfernt, um sie vor Luftangriffen zu schützen. Eine Anzahl erstaunlicher Berichte erzählt von evakuierten Tieren, die zu ihren alten Heimstätten zurückfanden. Auf verschiedensten Wegen und mit den verschiedensten Transportmitteln versandt, haben sie auf ihrer Rückkehr oft weite, ihnen völlig unbekannte Strekken bewältigt.

Als Krieg ausbrach, brachte Mr. G. Jenkins seine Familie und seine siamesische Katze Peter im Wagen von seinem Wohnort Surbiton, einem Vorort Londons, auf das Land nach Devonshire. Mr. Jenkins selbst kehrte nach Surbiton zurück. Zehn Tage später verschwand Peter aus dem neuen Heim und tauchte nach zehn Wochen bei seinem Herrn in Surbiton auf. Peter soll bei seiner Ankunft wohlauf und nicht einmal besonders hungrig gewesen sein. "Seine Evakuierung paßte ihm nicht, und so lief er einfach nach Hause zurück über eine Entfernung von etwa 300 Kilometern", erzählte Mr. Jenkins einem Zeitungsreporter.

Die "News Chronicle" brachte die Geschichte einer Katze aus einem Dorf in Cumberland. Sie war in einem Lieferwagen in einen anderen, über 90 Kilometer entfernten, Ort gebracht worden. Einige Tage nach ihrer

Ankunft gebar sie drei Junge. Im Laufe der folgenden Woche verschwand die Katzenmutter samt ihren Jungen, und drei Wochen später erschien die ganze Katzenfamilie in ihrem alten Wohnort. Der Bericht schließt: "Wie die Katze ihre drei Kleinen transportierte, bleibt ein Rätsel. Sie konnten kaum kriechen, die Mutter konnte immer nur eines um das andere im Maul tragen, und dazu kam noch das Problem, Nahrung zu finden." Der Reporter meint, die Katze müsse etwa 450 Kilometer zurückgelegt haben, immer hin- und herlaufend, um die kleine Familie zusammenzuhalten, und dazu kamen die Extrawege zur Suche nach Beute. Es sei denn, sie sei mit ihren Kleinen per "Anhalter" gereist.

Eine andere Katze brauchte zwei und einen halben Monat, um zu ihren Jungen in Doncaster zurückzukehren.

Hunderte von Katzen leben auf Schiffen. Nur selten verpaßt eine von ihnen "ihr" Schiff, obwohl sie in allen Häfen der Welt an Land gehen.

Schiffskatzen haben einen besonderen und bemerkenswerten "sechsten Sinn". Wenn ihr Schiff im Hafen liegt, gehen sie meistens an Land, scheinen aber immer zu wissen, wann das Schiff wieder ausläuft. Ein Londoner, Mr. J. Ford, erzählte einem "News Chronicle"-Reporter von der seefahrenden Katze Tabby. Sie lebte an Bord, aber in allen Häfen, selbst wenn das Schiff nur für eine halbe Stunde anlegte, war Tabby stets die erste an Land. Nie verpaßte sie die Stunde der Ausfahrt aus dem Hafen. "Manchmal lagen wir eine Woche lang an einem Kai", berichtete Mr. Ford. "Tabby blieb an Land und ließ sich während des ganzen Aufenthaltes nicht sehen. Kurz vor dem Ablegen kam sie immer an Bord getrabt."

Der "Edinburgh Evening Dispatch“ erzählt von dem außergewöhnlichen Abenteuer einer höchst energischen Schiffskatze. Dieses Tier hing mit besonderer Liebe an dem Oberbootsmann der "Stuart Star“, in dessen Kabine sie auch immer schlief. Als das Schiff vor den Cocatoo-Inseln in der Nähe von Sidney lag, ging die Katze an Land. Am 22. November lichtete das Schiff wieder die Anker - ohne die Katze. Sie hatte ihr Schiff verpaßt.

Am 14. Januar ankerte die "Stuart Star“ in den Londoner Docks, und sechs Tage später kam die Katze an Bord. Sie war etwa 17 000 Kilometer gereist, bevor sie ihr Schiff wiederfand. Sie lief sofort in die Kabine des Oberbootsmanns, um ihn zu begrüßen. Leider war ihr Freund in Freemantle an Blinddarmentzündung erkrankt und dort zurückgeblieben. Die Katze aber gab sich nicht zufrieden, bevor sie das ganze Schiff abgesucht hatte. Niemand weiß, wie sie es fertiggebracht hatte, zu ihrem Schiff zurückzufinden. Der Kapitän der "Stuart Star“ glaubt, die Katze sei wahrscheinlich in Australien an Bord eines der Commonwealth-Linien-Schiffe gegangen und sei ungefähr zu der gleichen Zeit wie die "Stuart Star“ in London angekommen. In den Londoner Docks habe sie dann ihr eigenes altes Heim wieder entdeckt.

Wie aber wußte die Katze, welches der vielen Schiffe London anlaufen würde? War es ein glücklicher Zufall, oder wurde sie von einem besonderen sechsten Sinn geleitet?

Eine der erstaunlichsten Geschichten dieser Art betrifft einen Hund namens Prince, der im ersten Weltkrieg seinem Herrn von London nach Frankreich und bis in die Schützengräben folgte. Der Zeitungsbericht über diesen Fall klang so phantastisch, daß seine Glaubwürdigkeit angezweifelt wurde. Der "R. S. P. C. A.“ (Königlicher Tierschutzverein) ging der Geschichte nach, prüfte alle Unterlagen mit sorgfältiger Gründlichkeit und bestätigte schließlich die Wahrheit des Berichtes.

Im September 1914 war der Gefreite James Brown mit seinem Regiment, dem "North Staffordshire“, nach Frankreich gekommen. Seine Frau blieb zunächst in Irland zurück, siedelte aber bald in ihre Heimatstadt London um. Prince, den irischen Terrier ihres Mannes, nahm sie in ihre Wohnung in Hammersmith, Südwest-London, mit. Prince litt unter der Trennung von seinem Herrn. Er war nicht zu trösten. Nach ungefähr einem Monat verschwand er. Alle Bemühungen, ihn wiederzufinden, blieben erfolglos. Mrs. Brown war außer sich. Schließlich blieb ihr nichts anderes übrig, als ihrem Mann von Princes Verschwinden in Kenntnis zu setzen. Zu ihrem Erstaunen beruhigte Mr. Brown sie mit der Nachricht, Prince habe den Weg zu ihm nach Frankreich gefunden!

Wie der Hund zu seinem Herrn reiste, bleibt bis zum heutigen Tag ein Rätsel. Man weiß nur, daß er eines Tages aus London verschwand und vierzehn Tage später bei dem wahrlich erstaunten Gefreiten Brown in Armentières erschien. Er begrüßte seinen Herrn mit wilder Freude und allen Anzeichen tiefer Befriedigung, als habe er ihn lange gesucht und sei nun überglücklich, ihn gefunden zu haben.

Die Neuigkeit verbreitete sich wie ein Lauffeuer im ganzen Regiment. Am nächsten Morgen mußten der Gefreite Brown und sein Hund vor dem Regimentskommandeur antreten. Er wollte sich mit eigenen Augen von der Wahrheit dieser phantastischen Geschichte überzeugen.

Prince durfte bei dem Regiment bleiben und seinen Herrn in die Schützengräben begleiten. Er gewöhnte sich schnell an sein neues Leben und war bald der Liebling des Regiments. Seine abenteuerliche und mysteriöse Reise von London nach Armentières brachte ihm besonderen Respekt an der ganzen westlichen Front ein. Man beneidete sein Regiment um einen solchen Talisman.

Prince war ein tapferer Soldat, berichtete sein Herr, der nicht nur Intelligenz und Mut, sondern auch die Tugend der Vorsicht besaß. Er wußte stets, wenn es galt, Dekkung zu nehmen,

Er blieb bis Ende des Krieges in Frankreich und wurde 1919 vom R. S. P. C. A. im Auftrage seines Herrn nach England zurückgebracht. Dort wurde Mrs. Shaw-Baker beauftragt, das Porträt des berühmten Hund zu malen. Sie hatte schon viele solcher Aufträge ausgeführt, aber Prince schien ihr der bemerkenswerteste all' der von ihr porträtierten vierbeinigen Kriegshelden.

Vlele Vogelarten besitzen einen ausgeprägten Orientierungssinn. Brieftauben tragen ihre Nachrichten oft über enorme Strecken. In Arras, Frankreich, wurde eine Taube ausgeschickt um festzustellen, ob ihr Heimatinstinkt sie bis Saigon in Indochina, etwa 11.000 Kilometer weit entfernt, zurückführen würde. Das Experiment gelang. Sie erreichte 24 Tage später ihren Taubenschlag in Saigon. Dies ist die erstaunlichste beglaubigte Leistung einer Brieftaube. Sie war in einem Korb per Schiff nach Frankreich geschickt worden und hatte während der langen Seefahrt durch das Rote Meer und das Mittelmeer keinerlei Gelegenheit, sich zu orientieren.

Die zivilisierte Mensch besitzt, keine so ausgesprochenen instinktiven Fähigkeiten. Vielleicht haben wir sie durch die Zivilisation verloren.

Aber die Natur gleicht aus, und wir haben ein höheres Bewußtsein, Sinn für Schönheit und einen Intellekt entwickelt, der den Tieren unerreichbar ist.

Manche Tiere haben bisweilen eine außergewöhnliche Gabe, in die Zukunft zu sehen. Dieser merkwürdige, hellsehende Sinn zeigt sich oft vor Unglücksfällen, Krankheiten oder Tod. Gewiß sind viele Geschichten über das Heulen von Hunden vor dem Tode ihres Herrn übertrieben worden, aber ein Kern von Wahrheit liegt ihnen zweifellos zugrunde.

Die Zeitung "Daily Express“ brachte folgendes Beispiel eines Hundes, der den Tod seines Herrn vorausahnte:

Mr. Hebborn, ein Polizeibeamter aus Beckenham, gewann eines Tages in einer Lotterie einen kleinen Drahthaarterrier. Es war ein reizendes Tier, und Herr und Hund wurden bald unzertrennliche Kameraden. Wenn Mr. Hebborn von seinem Dienst nach Hause kam, wurde er von Tim stets mit freudigem Bellen begrüßt. Eines Tages erlitt Mr. Hebborn einen leichten Unfall mit seinem Fahrrad und mußte nach Hause zurückkehren. Mrs. Hebborn erzählte dem Zeitungsreporter: "Von dem Augenblick an war Tim wie umgewandelt. Er bellte nie wieder. Er 'sah' Dinge, lief durch ein Zimmer und starrte ins Leere. Ich glaube, er konnte den Engel des Todes durch das Haus schreiten sehen.“

Als sich der Zustand ihres Mannes verschlechterte, lag Tim verstört unter dem Bett und weigerte sich, hervorzukommen. Er fraß nicht und trank nicht. Dann verlor Mr. Hebborn das Bewußtsein, und der Hund schien in eine Art Trance zu verfallen. Er lief aus dem Zimmer, aus dem Haus und erschien auf der Polizeiwache, wo er durch alle Räume lief, als suche er nach seinem Herrn. Dann kehrte er nach Hause zurück. Er schien sich seiner Umgebung kaum mehr bewußt zu sein. Kopf und Beine des Hundes waren bei Berührung wie leblos. Mrs. Hebborn brachte ihn zu Mr. Cornish-Bowden, einem Tierarzt. Die Untersuchung ergab kein Resultat. Organisch schien der Hund völlig in Ordnung zu sein. Als der Arzt ihm eine Spritze gab, rührte er sich nicht; er schien sie nicht zu spüren. Mr. Hebborn litt an Lungen- und Gehirnhautentzündung. Die Symptome des Hundes glichen haargenau denen des Mannes. Der Tierarzt behielt Tim über Nacht in seiner Klinik, und zwei Assistentinnen wachten an seiner Seite.

Mrs. Hebborn erfuhr später, daß zu der gleichen Stunde, als Mr. Hebborn seine Sehkraft, sein Gehör und seinen Tastsinn verlor, auch der Hund den Gerbrauch all' dieser Sinne einbüßte. Tim starb am Morgen - zur gleichen Zeit wie sein Herr.

"Ich glaube, Tim wußte im voraus, was geschehen würde“, schloß Mrs. Hebborn, "und ich habe angeordnet, daß das Halsband des Hundes mit in den Sarg meines Mannes gelegt werden soll.“

Ich habe diese Geschichte nicht als Beispiel der rührenden Liebe eines Hundes wiedergeben, sondern weil sie einen Hinweis auf die Gabe dieses Tieres liefert, in die Zukunft zu schauen. Niemand ahnte, daß der an sich unbedeutende Radfahrunfall tödliche Folgen haben würde. Tim aber wußte es, und das Band der Liebe zwischen Mensch und Hund war so stark, daß das Tier die Symptome der Krankheit seines geliebten Herrn annahm und ihm in das Jenseits folgte.

Miss Lind-af-Hageby, berühmt für aufopfernde Dienste

im Rahmen der Tier-Wohlfahrt, erzählte mir von ihren Erfahrungen während des ersten Weltkrieges. Folgende Begebenheit zeugt von der unbestreitbaren Gabe seelischer Intuition, die Tieren gegeben zu sein scheint. Miss Lind-af-Hageby diente damals in Frankreich. Eines Tages fuhr sie in einem Pferdewagen über das Schlachtfeld an der Marne. Plötzlich hielten die Pferde aus nicht ersichtlichem Grund an und weigerten sich, ihren Weg in der eingeschlagenen Richtung fortzusetzen. Später erfuhr sie, daß an jener Stelle gefallene Pferde begraben lagen. Die lebendigen hatten sich geweigert, dieses Stück Erde zu überqueren!

Ich erinnere mich an den Bericht eines Mannes, dessen Hund an gewissen Tagen immer jämmerlich heulte. Lange Zeit konnte er den Grund nicht ausfindig machen, bis er erfuhr, daß in einem Gebäude in der Nähe seines Hauses an bestimmten Tagen Hunde eingeschläfert und schmerzlos getötet wurden. An diesen Tagen heulte sein Hund.

Ein befreundetes Schauspielerehepaar erzählte mir, daß ihr Hund sich eines Tages in einer fremden Stadt absolut weigerte, eine Straße zu überqueren. Jedes Mal, wenn sie ihn veranlassen wollten, das Trottoir zu verlassen, fuhr er zitternd zurück und wimmerte. Das merkwürdige Verhalten des Tieres veranlaßte meine Freunde, Erkundigungen einzuziehen. Sie erfuhren, daß einige Stunden zuvor ein Hund auf dieser Straße überfahren worden war.

Die Liebe einer Vogelmutter für ihre Brut und eine Vorahnung des Schicksals ihrer Kleinen bewegte sie zu einer tragisch-verzweifelten Handlung. Ein Thema, das, in die menschliche Sphäre verlegt, manchen Stoff für klassische Dramen und Tragödien geliefert hätte.

In der Zeitschrift "Progress Today“ erzählt Mr. E. Douglas Hume die wahre Geschichte eines Rosella-Papageis aus New South Wales, Australien. Diese Vögel werden oft gefangen und verkauft. Ein Mann hatte drei kleine, kaum dem Ei entschlüpfte Papageien aus ihrem Nest entfernt. Er steckte sie in einen Käfig und lud den Käfig auf einen offenen Wagen. Er wollte sie nach Sidney transportieren und dort verkaufen. Die Papageien-Mutter folgte dem Wagen über 300 Kilometer. Die ganze Strecke entlang fütterte sie ihre Kleinen durch die Gitter des Käfigs hindurch mit Grassamen und Insektenlarven.

Es nahte die Zeit, in der junge Papageien normalerweise ihr Nest verlassen. Die Vogelmutter blieb dem Wagen von nun an fern, aber sie saß in einem Baum und rief nach den Jungen, die beim besten Willen ihrem Ruf nicht folgen konnten.

Irgendwie erkannte die Mutter schließlich, daß ihre Vögelchen hilflose Gefangene waren und nie entfliehen konnten. Ihr Rufen verstummte, und dann flog sie fort. Nach einiger Zeit kehrte sie zurück und fütterte ihr Brut anscheinend genau wie zuvor. Doch in dieser Mahlzeit, der letzten, die sie ihren Kindern reichte, lag ein tragischer Unterschied: Sie hatte die Samen einer giftigen Pflanze gesammelt. Kurz nach der Fütterung lagen die kleinen Gefangenen tot in ihrem Käfig.

"Weise kleine Vogelmutter!“ schreibt Douglas Hume. "Ihre Vorahnung warnte sie vor dem traurigen Schicksal, das ihre Kinderchen erwartete: das Schicksal so vieler gefiederter ‘Lieblinge’ in Käfigen. “Es ist schwierig, diesen letzten, verzweifelten Akt der Mutter einem Instinkt zuzuschreiben. Instinkt hatte sie veranlaßt, dem Wagen zu folgen und ihre Brut zu füttern; er hätte sie nie dazu getrieben, die Kleinen zu töten. Nein, man muß in tieferen Seelenschichten nach einer Erklärung suchen. In dem rein physischen Bereich der Sinne ist sie nicht zu finden.

Als ich einer Bekannten diese Geschichte erzählte, sagte sie, hätte selber einen ähnlichen Fall erlebt. Sie hatte eine aus dem Nest gefallene und verletzte junge Drossel mit in ihr Haus genommen. Sie behielt das Vögelchen in der Wärme des Wohnzimmers in der Hoffnung, es würde eines Tages wieder vollkommen hergestellt sein und fortfliegen können. Die Drosselmutter flog furchtlos ein und aus und fütterte das Kleine.

Eines Tages war meine Bekannte gezwungen gewesen, das Haus während einer längeren Abwesenheit unbeaufsichtigt zu lassen. Sie verschloß alle Türen, ließ aber ein kleines Oberfenster im Wohnzimmer offen, um der Drosselmutter das Ein- und Ausfliegen zu ermöglichen. Unglücklicherweise entdeckte eine Katze die Öffnung, zwängte sich hindurch und gelangte so in das Wohnzimmer. Eine Nachbarin, die das verschlossene Haus nicht betreten konnte, beobachtete folgende Szene: Die Katze versuchte, an die von Panik ergriffene junge Drossel heranzukommen. Die Mutter flatterte zunächst verzweifelt und hilflos im Zimmer herum. Dann flog sie ins Freie, kam aber sofort wieder zurück. Noch bevor die Katze den kleinen Vogel erreichen konnte, hatte seine Mutter ihm etwas in den Schnabel gezwängt. Einen Augenblick später war das Kleine tot. Die Mutter hatte es vergiftet! Sie tötete ihr Junges lieber selbst, als daß sie es den grausamen Krallen der Katze überließ.

Henny Kindermann berichtet einen sehr interessanten Fall, der allerdings auch eine physiologische Erklärung haben mag und nicht unbedingt eine hellseherische

Gabe des Tieres voraussetzt.

Ihre sprechende Hündin Lola erwartet Junge. Scherzend fragte Frau Kindermann die Hündin einige Tage vor dem großen Ereignis, wie viele Junge sie eigentlich erwarte. "Neun“, antwortet Lola, und tatsächlich - neun kleine Hunde wurden geboren!

Sie hatte auch angegeben, wie viele Rüden und wie viele Hündinnen in dem Wurf sein würden. Bis auf einen einzigen Irrtum erwies sich ihre Voraussage als korrekt.

Hohe Intelligenz und eine bemerkenswerte Vorausahnungsgabe zeigte eine Katze, deren Geschichte in der Zeitschrift "Animal Life“ (Tierleben) erschien.

Die Inhaberin eines Appartement-Hauses hatte unter ihren Gästen eine Dame, die krank in ihrem Zimmer lag. Ständige Begleiterin der Dame war eine große schwarze Katze. Während der Krankheit seiner Herrin wich das Tier nicht von ihrer Seite. Eines Morgens erwachte die Hausbesitzerin durch ein sanftes Zupfen an ihrer Hand. Es war die Katze der Kranken, die ihr deutlich zu verstehen gab, sie möge ihr folgen. Sie führte den Weg zum Krankenzimmer, ihre Herrin lag in den letzten Zügen. Wenige Augenblicke später starb sie. Die Katze saß trostlos miauend an ihrem Bett ...

Jenseits menschlichen Verstehens

Menschen, die nichts vom Weiterleben nach dem Tode wissen, glauben sich oft zu überlegen, als daß sie diese Frage überhaupt ernsthaft studieren wollen. “Hellsehen“, erklären sie lächelnd, "ist nichts weiter als Telepathie zwischen dem Medium und dem Auskunftsuchenden.“

Das Phänomen der Telepathie ist gründlich untersucht und seine Realität oft genug bewiesen worden. Sie wird heute wohl von niemanden mehr angezweifelt. Wenn aber Telepathie dazu benützt wird, um alle Verbindung zwischen den Lebenden und den "Toten“ abzustreiten, so lächeln die jenigen nur, die an die Kraft des Geistes glauben. Telepathie hilft uns, die Tatsache eines Weiterlebens zu beweisen, nicht, sie zu verneinen!

Telepathie ist eine ohne Hilfe unserer Sinnesorgane hergestellte Gedankenverbindung. Sie beweist die Überlegenheit des Geistes über die Materie. In erfolgreichen Experimenten ist es gelungen, Gedankenübertragung über Hunderte von Meilen hinweg herzustellen. Woraus will man schließen, daß der Tod des physischen Körpers das Ende der Gedankenkräfte bedeutet? Da Geist der Materie überlegen ist, ist es sicher logisch anzunehmen, daß dieser Geist seine Funktion nach dem Tod weiter ausübt und seine telepathischen Fähigkeiten behält. Es ist in diesem Fall Telepathie zwischen "Geist“, der den physischen Körper zurückließ, und "Geist“, der noch in der irdischen Hülle wohnt.

Telepathische Fähigkeiten scheinen bei Tieren oft stärker ausgeprägt zu sein als bei Menschen. Haustiere haben in ihrem Verhalten manchen Beweis für eine starke telepathische Verbindung zwischen ihnen und ihren Eigentümern erbracht. Liebe und Sympathie zwischen einem Menschen und einem Tier fördern die Fähigkeit des Tieres, mit der Psyche seines Herrn in enge Verbindung zu treten.

Miss L. K. Schartau, Sekretärin der "Animal Defence Society“ (Tierschutzgesellschaft) und eifrige Förderin dieser fortschrittlichen Organisation, berichtete mir von eindrucksvollen Fällen der Gedankenübertragung zwischen ihr und ihrem Hund.

"Für jeden Hundeliebhaber“, schrieb sie, "gibt es einen ‘auserwählten’ Hund, der unter allen vierbeinigen Freunden einen besonderen Platz einnimmt. Für mich war Mono diese Hund. Er hatte sein Leben als Freund und ‘Talisman’ eines kanadischen Fliegeroffiziers begonnen - daher der Namen Mono, eine Abkürzung von ‘Monoplan’ (Eindecker).

Er war ein Welshterrier mit großen, leuchtenden Augen, der oft von Passanten bewundert wurde. Aber abgesehen von seiner Schönheit, seinem Charme und seiner frohen Wesenart, zeigte er für seine ‘Freunde’ eine tiefe, aufopfernde Liebe. Er scheute keine Unannehmlichkeiten, keine Mühen, um in Zeiten von Leid oder Krankheit an ihrer Seite zu sein.

Als dreijähriger Hund kam er zu uns. Dreizehn Jahre lang blieb er bei uns, bis eines dunklen Abends seine Seele dem müden Körper entfloh und uns trauernd zurückließ.“

Miss Schartau erkannte nicht nur hohe Intelligenz des Tieres vom ersten Tage an, sondern entdeckte allmählich eine ungewöhnliche Gabe des Hundes, ihre Gedanken aufzufangen und nach ihren unausgesprochenen Wünschen zu handeln. Eines Tages beschloß sie, seine telepathische Begabung auf die Probe zu stellen.

Miss Schartau lebt auf Primrose Hill an der nordwestlichen Stadtgrenze Londons. In früheren Jahre war der Verkehr dort nicht so stark wie heute, und Mono durfte allein auf den Wiesen des Hügels jenseits der Hauptstraße herumtoben. Sein Spielplatz lag knappe drei Minuten vom Haus entfernt.

Mono war in all' seinen Gewohnheiten äußerst regelmäßig, und seine Ausflüge zum Hügel dauerten kaum länger als eine halbe Stunde; dann lief er nach Hause zurück und schnurstracks die Treppe zum Schlafzimmer seiner Herrin hinauf, wo er, um Einlaß bittend, an die Türe tapste.

Eines Morgens vermißte Miss Schartau das gewohnte Tapsen an der Türe. Die Zeit, zu der Mono normalerweise von seinem Spaziergang zurückkam, war verstrichen, und da er sonst immer pünktlich war, wurde sie unruhig. Sie war noch nicht angekleidet und konnte nicht auf die Straße hinuntergehen, um nach ihm zu schauen. So beschloß sie, ihn auf telepathische Weise zu rufen. Sie stand ganz still, konzentrierte sich auf den Hund und wiederholte gedanklich die Worte: "Mono, komm sofort zu mir. Ich möchte dich bei mir haben.“

Zwei bis drei Minuten später hörte sie sein Tapsen an der Türe - Mono war zurückgekommen.

Dieses erste gelungene Experiment überzeugte Miss Schartau noch nicht. Monos promptes Erscheinen hätte auch Zufall sein können. Das nächste Mal aber geschah genau das selbe. Mono verspätete sich, Miss Schartau sandte einen telepathischen Ruf nach ihm aus, und wenige Minuten später war der Hund zur Stelle. Danach wandte sie stets diese Methode an. Jedes Mal, wenn Mono über eine gewisse Zeitspanne hinaus fort blieb, riefen ihre Gedanken ihn zurück, und in zwei bis drei Minuten - die Zeit, in der er von seinem Spielplatz nach Hause lief - war er zur Stelle.

Die Regelmäßigkeit dieser Vorgänge überzeugte Miss Schartau davon, daß "Zufall" hier ausgeschlossen war.

Interessant ist auch, daß der Hund nach einem telepathischen Ruf gehetzt und völlig außer Atem bei Miss Scharteau erschien, während er sonst immer gemächlich nach Hause trabte. "Es schien, als sei er sich in solchen Fällen der Dringlichkeit seiner Rückkehr bewußt gewesen und in Windeseile nach Hause zurückgejagt", meint Miss Schartau.

Sie schilderte auch ein anderes Beispiel der engen Gedankenverbindung zwischen Herrin und Hund: Miss Schartaus Arbeitszeit war nicht genau festgelegt. Sie verließ deshalb ihr Büro einmal später, einmal früher. Mono aber war immer eine halbe Stunde vor der Rückkehr seiner Herrin vor der Tür, um sie zu begrüßen. Diese halbe Stunde war etwa die Zeitspanne, während der Miss Schartau vom Büro nach Hause unterwegs war.

Ihrer Hausangestellten, einem keineswegs zu psychologischen Spekulationen neigenden Mädchen, fiel diese Gewohnheit des Hundes auf, und sie machte Miss Schartau darauf aufmerksam.

Eines Tages kam Miss Schartau besonders früh nach Hause. Mono war nicht, wie üblich, zur Begrüßung an der Tür. Das Mädchen hatte ihn auf einen längeren Spaziergang durch den "Regents Park" mitgenommen. "Zehn Minuten später", erzählte Miss Schartau, "kam Mono aufgeregt, von dem atemlosen Mädchen gefolgt, die Straße entlanggerast. 'Das ist doch die Höhe', war alles, was das nach Atem ringende Mädchen hervorbringen konnte."

Nachdem es sich etwas erholt hatte, berichtete es von Monos seltsamen Benehmen. Sie hatten auf dem Hinweg gerade den See im Park erreicht, als der Hund plötzlich wie gebannt stehenblieb. Bis dahin war er in seiner üblichen Art froh und munter vor dem Mädchen hergetrabt. Jetzt aber stand er einen Augenblick wie versteinert, machte kehrt und rannte wie ein Besessener nach Hause zurück. Monos plötzliches Anhalten und Davonrasen fiel genau mit dem Zeitpunkt von Miss Schartaus Ankunft im Hause zusammen. Für gewöhnlich genoß der Hund, wie kein zweiter, lange Spaziergänge und war sonst immer höchst abgeneigt, den Rückweg anzutreten.

In diesem Fall hatte Mono aus irgendeinem Grunde kein telepathisches Signal erhalten, als Miss Schartau ihr Büro verließ, hatte aber anscheinend ihre Gedanken beim Betreten des Hauses und ihre Enttäuschung aufgefangen, als sie ihn dort nicht vorfand.

In dem interessanten Buch über die sprechende Hündin Lola, über die bereits in einem der vorigen Kapitel berichtet wurde, beschreibt die Autorin auch telepathische Fähigkeiten des klugen Tieres. Wenn Lola müde oder faul war, neigte sie dazu, einfach die Gedanken ihrer Herrin auszudrücken, ohne ihre eigenen Gedankenkräfte zu bemühen.

Unter den vielen Fällen von Gedankenübertragung zwischen Mensch und Tier gibt es einige, denen man auch eine andere, von Telepathie abweichende Erklärung geben könnte. Es könnten zum Beispiel jenseitige, durch geistige Wesen übertragene Eindrücke sein. Wie dem auch sei, beide Hypothesen setzen eine übersinnliche Fähigkeit voraus, da alle Gedankenübertragung ganz unabhängig von unseren fünf physischen Sinnen ist.

Der bekannte Schriftsteller Sir Henry Rider Haggard hatte folgendes, in der Zeitschrift der "Society for Psychical Research“ beschriebene Erlebnis: Er träumte, sein Hund läge im Sterben. Seine Frau hörte ihn im Schlafe stöhnen. Die Laute, die er ausstieß, glichen denen eines verwundeten, sich in Schmerzen windenden Tieres. Als er erwachte, nahm das Traumbild an Deutlichkeit zu. Er erzählte seiner Frau, er habe seinen Hund in der Nähe von Wasser in einem Gebüsch liegen gesehen. Sein eigener Körper schien in seltsamer Weise dem Körper des Tieres zu entsteigen. Der Kopf des Hundes hob sich in unnatürlicher Haltung dem Gesicht seines Herrn entgegen. "Bob versuchte, mir etwas zu sagen“, erklärte Sir Henry, "und da er sich nicht in Worten ausdrücken konnte, übertrug er von seinem zu meinem Bewußtsein in einer undefinierbaren Art und Weise die Mitteilung, daß er im Sterben liege.“

Am Morgen nach diesem "Traum“ fand man Bobs blutbeflecktes Halsband in der Nähe einer Eisenbrücke. Vier Tage später wurde der an vielen Stellen verletzte Körper des Tieres gefunden. Bob war von einem vorbeirasenden Zug erfaßt und durch den Anprall ins Wasser hinabgeschleudert worden.

In der Zeitung "Daily Mail“ erzählte Mrs. Macneil Dixon eine ähnliche Geschichte. Als sie auf einer Ferienreise in Paris weilte, erhielt sie von ihrem Mann in Indien die Nachricht, daß ihr Cockerspaniel an Fieber erkrankt sei. Sie bat telegraphisch um näheren Bericht und bekam die Antwort, dem Hund ginge es wieder besser. "In der darauffolgenden Nacht“, erzählt Mrs. Macneil Dixon, "erwachte ich um 3 Uhr mit der absoluten Sicherheit, mein Hund sei gestorben. Um 8 Uhr morgens erreichte mich das Telegramm meines Mannes, das meine Befürchtung bestätigte. Später erfuhr ich, daß der Hund in dem Augenblick starb, da ich in jener Nacht aus dem Schlafe fuhr."

Mr. und Mrs. Hewat McKenzie sind die Gründer des "British College of Psychic Science". Mrs. Hewat McKenzie teilte mir ein erstaunliches Erlebnis mit, in dessen Mittelpunkt ein Ziegenbock steht.

Ich gebe die Geschichte in ihren eigenen Worte wieder:

"Wir lebten damals auf dem Lande und besaßen einige Ziegenböcke, die nachts manchmal, mit Seilen an Pflökke gebunden, auf einer Wiese in der Nähe des Hauses grasten. Eines dieser Tiere war ein großer weißer Bock. Mein Mann war durch Krankheit verhindert, das Haus zu verlassen und gab dem Gärtner von Tag zu Tag Anweisungen in Bezug auf die Tiere.

Wir hatten auch eine mächtige Dogge von nicht ganz zuverlässigem Temperament. Deshalb hatte mein Mann angeordnet, sie jede Nacht fest an die Kette zu legen.

Als ich eines Morgens erwachte, erzählte mir mein Mann von einem merkwürdigen Traum - oder war es eine Vision? Er befand sich in diesem Traum auf der Wiese und sah dort den weißen Ziegenbock mit aufgerissenem Leib im Gras liegen. Er wußte sofort, daß die Dogge dafür verantwortlich war.

Der Gärtner kam um 7 Uhr 30. Mein Mann hatte mich gebeten, ihn sofort zu ihm hinaufzuschicken, ohne ihm von dem Traum zu erzählen. Ich begleitete den Gärtner in das Schlafzimmer und war bei der Unterhaltung zwischen ihm und meinem Mann zugegen. Nach dem Befinden der Tiere befragt, wurde der Gärtner sichtlich verlegen.

Mein Mann bemerkte es und sagte: 'Ich werde Ihnen

jetzt genau beschreiben, was Sie auf der Wiese draußen vorfanden.' Zum größten Erstaunen des Gärtners entwarf mein Mann ein genaues Bild der Szene. Der Gärtner wußte, daß mein Mann ein verletztes Bein hatte und daher unmöglich selbst draußen gewesen sein konnte. Er bestätigte den Traum meines Mannes in jeder Einzelheit. Die Dogge hatte sich von ihrer Kette losgerissen, und der Ziegenbock war tot.

War das Telepathie? Mein Mann sorgte zwar oft für die Tiere, wenn er gesund war, aber zwischen ihm und dem Ziegenbock bestand kein besonderes Band der Liebe, wie es oft zwischen einem Hund und seinem Herrn bestehen kann. Selbst wenn ein telepathischer Ruf des Tieres meinem Mann in seinem Bett erreicht hätte, was unwahrscheinlich ist - es sei denn, die Krankheit habe die seelische Empfindsamkeit meines Mannes erhöht -, wäre es noch keine Erklärung der Tatsache, daß mein Mann sich an der Seite des verletzten Tieres stehen sah und seinen Zustand wahrnahm. Er selber meint, er hätte auf kurze Zeit seinen Körper verlassen. Es ist das einzige Erlebnis dieser Art in seinem ganzen bisherigen Leben."

Man könnte jedoch eine Erklärung dieses Falles und anderer ähnlicher Erlebnisse auch in der Einwirkung jenseitiger, geistiger Wesen suchen, die die Aufmerksamkeit des Menschen auf die Not eines leidenden Tieres lenken möchten.

Welche Erklärung die richtige ist, weiß ich nicht. Sicher ist jedenfalls, daß hier Gesetze einer übernormalen, den fünf irdischen Sinnen unverständlichen Art mitspielen.

Ich habe versucht, dem Leser die logischen Argumente für ein Fortleben der Tiere nach dem Tode klarzumachen.

Ich habe ihm beglaubigte Berichte unterbreitet, die das selbständige Denken von Tieren beweisen und habe gezeigt, daß auch dem Tier - ebenso wie dem Menschen - geistig-seelische Attribute gegeben sind, die den Tod überdauern.

Mensch und Tier sind den selben natürlichen Gesetzen unterworfen.

Unlogische und oft ungerechtfertigte Gründe halten uns davon ab, Tieren die gebührende Anerkennung für ethisch hochstehendes Verhalten zu geben. Wir geben ungern zu, daß dieses gleiche Verhalten bei Tier und Mensch den gleichen seelisch-geistigen Quellen entspringt.

Wenn zum Beispiel eine Menschenmutter ihrem Kind ein hohes Opfer bringt, wird ihre Handlungsweise mit Recht als hochstehend anerkannt. Wenn aber eine Tiermutter sich in ähnlicher Weise für ihre Jungen opfert, wird ihr Beweis selbstloser Liebe und Fürsorge oft einfach als "rührendes Zeichen eines Tierinstinktes“ abgetan.

Logischerweise dürfte zwischen gleicher altruistischer Handlungsweise eines Menschen und eines Tieres kein Unterschied gemacht werden.

Was ist Instinkt? Niemand kann den Begriff genau erklären.

Warum sollte ein selbstloses Opfer an Wert verlieren, weil es einem so starken und tiefwurzelnden Trieb entspringt, daß die Reaktion automatisch ist?

Der Instinkt für das Gute wie auch für das Böse muß ein bewußter Wunsch gewesen sein, bevor Anwendung und Gewohnheit ihn allmählich in unbewußtes oder automatisches Handeln umwandelten.

Tiere und Séancen

Manche Tiere lieben Séancen, also spiritistische Sitzungen. Wenn ihnen erlaubt wird dabeizusein, verhalten sie sich ganz ruhig und stören in keiner Weise.

Katzen scheinen besonderen Gefallen an übersinnlichen Dingen zu finden. Wenn auf den Bildern die Hexe auf ihrem Besen durch die Nacht reitet oder Zaubersprüche über dem Kochtopf murmelt, ist immer eine Katze dabei!

Als wir anfingen, in unserer Wohnung regelmäßig wöchentliche Séancen zu halten, wanderte unsere Katze Paddy vor dem Beginn der Sitzung oft unruhig im Zimmer umher, als nähme sie Dinge wahr, die unseren menschlichen Augen verborgen blieben. Sie war immer höchst empört, wenn sie in das Nebenzimmer gesperrt wurde.

Paddy hatte es nicht so gut wie Sally, die kleine Pekinesenhündin eines uns befreundeten ausländischen Diplomaten-Ehepaares. Sally durfte an allen Séancen teilnehmen.

Die Mitglieder dieses Zirkels gruppierten sich im Kreis um einen Tisch und berührten die Tischplatte leicht mit den Fingerspitzen. Bei dieser Übung können die "Toten“ den Tisch bewegen, sobald sich eine genügende Menge ätherischer Kraft, die den Teilnehmern entströmt, angesammelt hat. Sie unterhalten sich dann durch ein mit "Tischrücken“ ausgeführtes Zahlenalphabet mit den Mitgliedern der Gruppe. Es ist eine unkomplizierte Methode, mit jenseitigen geistigen Wesen in Verbindung zu treten. Wenn solche Séancen regelmäßig abgehalten werden, bildet sich die nötige ätherische Kraft besonders leicht, und die unsichtbaren "Toten“ können mühelos alles, was sie sagen möchten, durch "Tischrücken“ ausdrücken.

Sally liebte diese Sitzungen über alles. Sie lag bequem ausgestreckt auf der Mitte des Tisches. Jedesmal, wenn der Tisch sich bewegte, wurde Sally hin- und hergewiegt - was sie durchaus nicht beunruhigte. Völlig entspannt und ohne sich zu rühren lag sie bis zum Abschluß der Séance da.

Sally war trotz ihres Taschenformates eine eindrucksvolle Persönlichkeit. Sie führte ein bewegtes Leben. Sie hatte Unruhen und Bürgerkrieg in verschiedenen europäischen Ländern miterlebt.

Ich lernte Sally in Barcelona kennen, wo unsere Freunde damals lebten. Als mein Mann und ich sie in der Hoffnung auf friedlich-faule Ferien im sonnigen Süden besuchten, brach die spanische Revolution aus! Nach fünf Tagen in Barcelona hielten wir es alle für ratsam, Spanien auf dem schnellsten Wege zu verlassen. Mit Hilfe des britischen Konsuls und den katalanischen Behörden brachten wir unsere Papiere in Ordnung. Wir beschlossen, die französische Grenze mit unseren beiden Wagen zu erreichen. Unsere Freunde, die Land und Sprache kannten, führten den Weg, und wir folgten.

Sally mußte zum großen Schmerz ihrer Herrin zurückgelassen werden. Es schien uns zu riskant, den kleinen Hund auf die anstrengende Reise durch ein vom Bürgerkrieg zerrissenes Land mitzunehmen. Sie blieb mit der zuverlässigen und vertrauenswürdigen katalanischen Haushälterin in Barcelona.

Nie in meinem Leben werde ich diese Reise vergessen!

Unsere Wagen wurden an 76 verschiedenen Barrikaden angehalten. Jedesmal waren die Gewehrmündungen der Wachen drohend auf uns gerichtet. Wir waren uns im klaren, daß diese Wachen nur ihre Pflicht erfüllten, aber die erzwungenen Aufenthalte waren nervenaufreibend, und wir hatten zwei höchst unangenehme Zwischenfälle, die unseren Freunden beinahe das Leben kosteten.

Das erste Mal hatten sie durch Mißverstehen eines Signals nicht schnell genug angehalten. Zu unserem Entsetzen sahen wir, wie die Soldaten auf den Wagen anlegten. Das einzige, was wir tun konnten, war, so laut und anhaltend wie möglich zu hupen, um unsere Freunde auf die Gefahr aufmerksam zu machen. Gott sei Dank hielten sie noch rechtzeitig an.

Das zweite Mal hätte man ihre Rettung als ein Wunder bezeichnen können - wenn uns nicht klar gewesen wäre, daß sie der Hilfe und dem Einfluß beschützender jenseitiger Wesen zu verdanken war. Es war spät nachts. Da es ein besonderer Trick fliehender Aufständischer war, die Wachen mit grellen Scheinwerfern zu blenden und dann mit Vollgas an ihnen vorbeizurasen, hatten die Behörden das Fahren mit aufgeblendeten Scheinwerfern verboten. Wir aber wußten von dieser Anordnung nichts, und unsere beiden Wagen fuhren mit vollem Scheinwerferlicht ahnungslos die Straße entlang. Bald tauchten im Lichtkegel des ersten Wagens Barrikaden auf. Ohne Signal oder Warnung legte die Wache sofort auf den Wagen unserer Freunde an. Einen entsetzlichen Augenblick lang warteten wir auf das scheinbar Unvermeidliche. Doch kein Schuß fiel. Wir hielten an, die Soldaten senkten ihre Gewehre. Sie fragten, warum wir die Anordnung, abgeblendet zu fahren, nicht befolgt hätten, und einer bemerkte: "Warum wir nicht auf euch schossen, weiß ich nicht. In dem Augenblick, als ich abdrücken wollte, hielt mich etwas zurück."

Normalerweise dauert die Autoreise von Barcelona bis zur französischen Grenze nur einen Tag, aber die wiederholten Hindernisse hatten uns zu sehr aufgehalten, und als wir mitten in der Nacht noch immer in Richtung Frankreich unterwegs waren, begann meine Nervenkraft zu erlahmen.

Als mein Mut zu sinken schien und ich drauf und dran war, die Nerven zu verlieren, fühlte ich eine unsichtbare Hand beruhigend die meine ergreifen. Aus dieser Hand, deren Berührung genauso warm und gegenständlich war wie der Griff einer körperlichen Menschenhand aus Fleisch und Blut, strömten mir neue Kraft und neuer Mut zu.

Vor unserer Abreise von Barcelona hatten wir eine Séance gehalten, und unsere jenseitigen Freunde hatten uns versichert, sie würden uns beschützen können, solange wir der Angst keinen Eintritt in unsere Herzen gewährten. Wie innig dankten wir diesen unsichtbaren Freunden, als wir die Sicherheit der französischen Grenze endlich erreicht hatten!

Unser Freund wurde von seiner Regierung noch während des spanischen Bürgerkriegs von Spanien nach Berlin versetzt. Er kam, wie sich später herausstellte, aus dem Regen in die Traufe!

Nach einigen Monaten auf seinem neuen Posten erhielt er die Erlaubnis, Barcelona zu besuchen, um seine Angelegenheiten dort zu regeln. Er erledigte alles und nahm Sally zu seiner beglückten Herrin nach Berlin mit.

Als 1939 der Krieg ausbrach, wurde unser Freund nach Dänemark versetzt, von wo er kurz vor Besetzung dieses Landes durch deutsche Truppen nach Hause abberufen wurde. Immer, in welchem Lande sie auch weilen mögen, halten diese Menschen ihre Verbindung mit der jenseitigen Welt aufrecht.

Ich haben sie nun seit vielen Jahren nicht mehr gesehen, bin aber sicher, daß sich Sally bis an ihr Lebensende von dem Séance-Tisch hin- und herschaukeln ließ.

Mr. Walter Wilson war Sekretär bei Mrs. Gladys Osborne Leonard, dem berühmten Medium Sir Oliver Lodges.

Eine seiner Aufgaben bestand darin, bei Séancen manchmal Persönlichkeiten zu vertreten, die aus irgendwelchen Gründen nicht selbst anwesend sein konnten oder wollten. Bei solchen Gelegenheiten mußte Mr. Wilson die Äußerungen des Mediums für die abwesende Person notieren. Diese "Stellvertreter-Sitzungen" widerlegen übrigens in überzeugender Weise die Theorie, die alle Beweise eines Fortlebens nach dem Tode als Telepathie zwischen dem Medium und dem Auskunftsuchenden abtun möchte.

Mr. Wilsons geliebter Hund Philip durfte manchmal bei solchen Sitzungen dabeisein. Während das Medium im Trancezustand war und "Herrchen" seine Notizen machte, lag Philip still und geduldig da.

Er wußte aber genau, wann Mrs. Osborne Leonard aus der Trance erwachte. Während sie langsam zu normalem Bewußtsein zurückkehrte, streckte er sich und gähnte. "Er wußte", sagte mir Mr. Wilson, "daß sie 'zurückkam' und somit seine langweilige Wartezeit vorbei sei."

Auch nach seinem Tode besuchte Philip noch oft und gerne die Stellvertreter-Séancen seines Herrn. Manchmal unterbrach sich Feda, das aus dem Munde des Mediums sprechende Geistwesen, inmitten eines Satzes und sagte: "Der weiße Hund ist hier. Er liegt Gladys gegenüber auf dem Sofa."

Hellsehende Tiere

Wir haben alle von Spukhäusern gehört, in denen es "umgeht“. Wir alle kennen Gespenstergeschichten. In Wirklichkeit sind diese "Gespenster“ Menschenseelen, die aus irgendwelchen Gründen an unsere Erde gebunden bleiben. Manchmal hält sie ein Verbrechen, eine grausame Tat, gefesselt. Manchmal bindet sie Eifersucht oder Gier an ihre alten Wohnstätten, und manchmal sind sie sich gar nicht bewußt, daß sie das Tor des Todes durchschritten haben.

Es gibt Spiritualistengruppen, die in Séancen solchen erdgebundenen Seelen zur Freiheit zu verhelfen suchen. Der Astralleib des Erdgebundenen ist grob; er ist noch an die schwerfälligen Schwingungen unserer Erde gefesselt. Infolge dessen ist er oft auch Menschen sichtbar, die sonst keine hellseherischen Fähigkeiten haben.

Auch Tiere können einen solchen erdgebundenen Geist sehen. Sie zeigen oft Angst und Schrecken bei dem Anblick dieser unglücklichen, zwischen zwei Welten gefangenen Wesen. Das Fell der Katzen sträubt sich, und Hunde heulen mit allen Anzeichen des Grauens in der Gegenwart solcher gequälter, erdgebundener Seelen.

Im Gegensatz hierzu zeigen Tiere selten Angst, wenn sie hellsehend "tote“ Menschen wahrnehmen, die, aus anderen Sphären kommend, ihre Lieben auf unserer Erde besuchen.

Tiere sind im großen und ganzen hellsichtiger als wir Menschen und sehen deshalb oft Verstorbene, die uns unsichtbar bleiben. Manchmal sehen sie den "Toten“ so deutlich, daß sie ihn für einen noch im physischen Körper lebenden Erdenmenschen halten!

Mrs. A. E. Dean, Medium und Photographin, und viele ihrer Besucher bestätigen diese Tatsache.

Manchen medial begabten Photographen ist eine besondere Fähigkeit eigen: Auf ihren Photographien lebender Personen, mit normaler Kamera aufgenommen, erscheinen oft die Bildnisse unsichtbarer Persönlichkeiten. Das Bild eines Verstorbenen drückt sich dem Abbild des Lebenden auf. Hunderte sogenannter "Toter“ sind von ihren Angehörigen auf Mrs. Deans Photographien erkannt worden.

Mrs. Dean hat ein ungewöhnliches Hobby: Sie züchtet Bernhardinerhunde. Ihre Zucht ist wohlbekannt, und sie hat manchen Preis auf der alljährlichen Hundeausstellung "Crufts Dog Show“ gewonnen.

Diese sanften Riesenhunde haben einen außergewöhnlich freundlichen Charakter. Auf Besuchen bei Mrs. Dean bin ich oft von den allzu stürmischen Begrüßungen dieser mächtigen Hunde überwältigt worden. Wenn sich eines dieser Tiere auf die Hinterbeine hebt und mir seine Tatzen auf die Schultern legt, werde ich beinahe umgeworfen.

Die uns unsichtbaren "Toten“ sind diesen Hunden oft so deutlich sichtbar, daß sie sie für lebendige Erdenmenschen halten.

Mein Mann und andere Besucher Mrs. Deans haben manchmal beobachten können, wie so ein großer Bernhardiner einen uns unsichtbaren Gast begrüßte. Das Tier hob sich in solchen Fällen auf die Hinterbeine, um wie üblich die Vordertatzen auf die Schultern der scheinbar soliden Menschengestalt zu legen; aber die Vorderpfoten plumpsten zur höchsten Verwirrung des Hundes, ohne den Widerstand eines gegenständlichen Körpers zu finden, auf den Boden zurück.

Zahlreiche beglaubigte Berichte erzählen von hellsichtigen Tieren. F. W. H. Meyers, bekannt für seine spiritualistischen Forschungen, erzählt in seinem Buch "Human Personality And It's Survival After Death" (Die menschliche Persönlichkeit und ihr Weiterleben nach dem Tode) die Geschichte eines Esels, der anscheinend die Astralgestalt eines Kindes sah. Es handelt sich um das Erlebnis eines Malers, der Mitglied der "Royal Society of Painters and Water Colours" ist.

Während eines Aufenthaltes auf der italienischen Insel Ischia ritt der Künstler, ein Mr. Goodall, einen Esel. Es war das schnellste Fortbewegungsmittel, um von einer Küste zur anderen zu gelangen. Er beschreibt das Tier in seinem Bericht als ein typisches Exemplar dieser starken, auf ihren Beinen besonders sicheren Esel.

Der Maler erzählt: "Als ich am Ende meines Rittes das Hotel erreichte und, mit meiner Wirtin plaudernd, noch im Sattel saß, sank der Esel plötzlich wie vom Blitz getroffen in die Knie. Ich flog in hohem Bogen über seinen Kopf hinweg und landete höchst unsanft auf der harten, vulkanischen Erde."

Kurze Zeit nach diesem Unfall, der Mr. Goodall einige unangenehme Verletzungen eingebracht hatte, wurde er nachts durch eine ihm unbekannte Stimme mit der Nachricht aus dem Schlaf gerissen, sein jüngstes Kind sei gestorben. Diesem beunruhigenden Erlebnis folgten Briefe seiner Familie in England, die die plötzliche Erkrankung und den Tod des Kindes schilderten.

Mr. Goodall stellte fest, daß der Tod des Kindes und sein eigener Unfall mit dem Esel, soweit er es beurteilen konnte, zu der selben Zeit stattgefunden hatten.

Er meint, die Ursache für das plötzliche Hinfallen eines

sonst auf seinen Beinen so sicheren Tieres sei sein Schreck über eine gänzlich unerwartete, ihm sichtbare Erscheinung des "toten“ Kindes gewesen.

Menschen und Tiere nehmen ihre persönlichen Eigenschaften mit in das Jenseits hinüber. Die irdische Hülle wird abgestreift, aber Charakter und Individualität bleiben unangetastet.

Vierzehn Jahre lang war der Hund Peter Captain J. A. Godleys ständiger Begleiter gewesen. Kurze Zeit nach Peters Tod gab ein Medium seinem Herrn eine genaue Beschreibung des Hundes. Peter war anderen Hunden gegenüber alles andere als freundlich gewesen. Auf Spaziergängen mit seinem Herrn hatte er stets jeden sich ihnen nähernden Hund wütend vertrieben.

Nicht lange nach Peters Übergang ins Jenseits sah Captain Godley eines Tages auf der Straße einen Freund mit seinem kleinen Terrier Judy auf sich zukommen. Judy liebte Captain Godley und begrüßte ihn sonst immer mit allen Anzeichen der Zuneigung. Bei dieser Gelegenheit aber hielt sie sich fern. Sie vermied offensichtlich, sich dem Captain zu nähern, und lief auf die Fahrbahn hinaus. Sie kehrte zwar zögernd zum Bürgersteig zurück, blieb aber in angemessener Entfernung stehen.

Captain Godley verzichtete darauf, seinem Bekannten eine Erklärung zu geben; er selber aber sah in Judys ungewohntem Benehmen einen Beweis, daß sein "toter“ Hund Peter ihn auf diesem Spaziergang begleitete. Die kleine Judy hatte Abstand von den gefletschten Zähnen des ihr allein sichtbaren Hundes gehalten. Peter war noch immer genauso eifersüchtig auf seinen Herrn und reagierte in genau der selben Weise wie früher!

Ein anderes Beispiel wurde mir von Mrs. Wheatcroft erzählt. Diese Dame kehrte nach vielen Jahren in das Haus ihrer Kindheit zurück. Ihre Katze, die sie seit drei Jahren besaß, nahm sie mit.

Nach dem Einzug gebärdete sich die Katze in auffallend merkwürdiger Weise. Sie verweigerte jeden längeren Aufenthalt im Hause und raste manchmal ohne ersichtlichen Grund wie gejagt ins Freie. Nur mit Schwierigkeit war sie dann zu bewegen, das Haus wieder zu betreten.

Ihr seltsames Betragen änderte sich erst, als Mrs. Wheatcrofts mediale Begabung die Erklärung lieferte. Eines Tages sah sie die Gestalt eines großen irischen Schäferhundes. Sie erkannte darin Jerry, den Hund ihrer Kindheit, der damals bei der Familie gelebt hatte und anscheinend noch immer an seinem alten Hause hing.

Mrs. Wheatcroft erkannte sofort, daß die Katze Jerrys Anwesenheit im Hause wahrnahm und Angst vor ihm hatte. Sie handelte in äußerst vernünftiger Weise. Sie hieß Jerry willkommen, bat ihn aber, die im Hause neu angekommene Katze nicht zu ängstigen. Jerry muß sich die Bitte zu Herzen genommen haben, denn die Katze fing an, sich an das Haus zu gewöhnen und fühlte sich allmählich darin wohl.

Jerry besucht noch immer die Heimstätte seiner Erdentage - aber nur, wenn die Katze nicht anwesend ist. Das Problem ist gelöst, und alle sind zufrieden!

Für Mrs. Wheatcroft bedeutet ihre hellseherische Begabung einen großen Segen. Obwohl sie alleine lebt, fühlt sie sich nie einsam. Sie erzählte mir, daß sie ihren "toten" Mann oft sehen kann. Manchmal bringt er Laddie, den Hund, der ihnen gemeinsam gehörte, mit. Sie hat Jerry und Laddie nie zusammen gesehen. Manchmal überlegt sie sich, was geschähe, wenn beide Hunde zur gleichen Zeit bei ihr erschienen!

Ich glaube, die Menschen im Jenseits würden immer, genau wie hier auf Erden, das Zusammentreffen zweier aufeinander eifersüchtiger Hunde nach Möglichkeit vermeiden. Mrs. Wheatcroft kann in der Hinsicht sicherlich ganz beruhigt sein!

Ein mir bekannter, im Ruhestand lebender Arzt erzählte eine amüsante Geschichte über seinen Lieblingshund. Das Tier hatte bei Tisch seinen Stammplatz unter einem bestimmten Stuhl.

Einige Zeit nach dem Tode des Tieres kam ein neuer Hund in das Haus. Eines Tages saß der Neuankömmling unter dem selben Stuhl - aber nicht lange! Kaum hatte er es sich dort bequem gemacht, als er mit plötzlichem Satz aufsprang und zur Seite rückte; dann drehte er sich um und schaute verwirrt auf den eben verlassenen Platz.

Aus dem Verhalten des Hundes ging deutlich hervor, daß sein "toter“ Vorgänger die alten Rechte auf seinen Stammplatz geltend gemacht hattc.

Wie kehren sie zu uns zurück?

Haustiere aller Art sind nach ihrem Tode zurückgekehrt und haben unwiderlegbare Beweise ihrer Existenz in einer anderen Dimension erbracht.

Von diesen höherentwickelten Tieren abgesehen, haben manchmal auch primitivere Geschöpfe der Tierwelt ihr Weiterleben bewiesen.

Auf verschiedenste Arten haben Tiere ihr Fortleben nach dem Tode demonstriert. Im Rahmen öffentlicher spiritistischer Versammlungen gaben Medien ungezählten Menschen eine Beschreibung ihrer "verstorbenen“ Tiere.

Diese Beschreibungen kamen oft ganz unerwartet. Teilnehmer, die vielleicht auf eine Botschaft von einem "toten“ Verwandten oder Freund hofften, waren erstaunt und erfreut, einen alten Kameraden aus der Tierwelt wiederzuerkennen.

Auch im Laufe privater Sitzungen mit Medien haben viele Menschen Beweise für das Fortleben von Tieren erhalten, und auf manchen regelmäßig abgehaltenen Séancen im eigenen Heim ohne berufsmäßiges Medium haben sich Tiere ihren früheren Besitzern zu erkennen gegeben.

Von medial begabten Photographen aufgenommene Bilder haben "tote“ Tiere wie auch "tote“ Menschen gezeigt.

Ich glaube, jenseitige Menschen helfen "toten“ Tieren, sich uns zu zeigen; auch "toten“ Kindern stehen erfahrene Erwachsene zur Seite, denn genau wie im Erdenleben sind Kinder und Tiere auch im Jenseits auf besondere Hilfe angewiesen.

Auf Materialisations-Séancen haben Tiere ihre Erdenform aus der ektoplastischen Substanz geformt, die dem Medium entströmt. Ihre ehemaligen Besitzer haben sie sehen und berühren können.

Es gibt sogenannte "direkte Stimmen"-Medien. Mit Hilfe ihrer besonderen, übernormalen Gaben wird aus Ektoplasma ein Kehlkopf geformt, durch den die "Toten" ihre Stimmen erkennbar wiedergeben können. Es ist üblich, bei solchen Séancen einen aus leichtem Material gefertigten kleinen Schalltrichter, eine Art "Trompete", in den Raum zu legen. Die "Toten" verstärken mit diesem Hilfsmittel den Ton ihrer Stimmen.

Im Laufe der Séance hebt sich dieser Schalltrichter anscheinend von selbst in die Luft. In Wirklichkeit ist er in einer uns unsichtbaren Weise mit dem Medium verbunden. Findet die Sitzung im Dunklen statt, so werden die Umrisse der "Trompete" mit einer phosphoreszierenden Farbe bestrichen, um ihre Bewegungen sichtbar zu machen.

Die Geschicklichkeit der jenseitigen Wesen in der Handhabung des Schalltrichters erfüllt mich immer wieder mit Staunen und Bewunderung. In einem dunklen, oft überfüllten Raum, in welchem unsere Augen nichts wahrnehmen, schwebt der Trichter mit unbeirrbarer Sicherheit auf den Teilnehmer zu, den der "Tote" sprechen möchte.

Es kommt vor, daß eines der jenseitigen Wesen die sogenannte "Trompete" in einer Weise herumwirbelt, die einem lebendigen Erdenmenschen Schwierigkeiten bereiten würde. Manchmal berührt der Trichter die Zimmerdecke, um im nächsten Augenblick in Fußbodenhöhe zu schweben. Diese Akrobatik wird von jenseitigen Wesen ausgeführt, um ehrliche Skeptiker von der Existenz übernormaler Kräfte zu überzeugen.

Gegner des Spiritualismus behaupten oft, daß im Dunkeln abgehaltene Séancen allen Möglichkeiten des Betrugs durch ein Medium Vorschub leisten. Die Mehrzahl dieser Séancen findet jedoch nicht im Dunkeln statt.

Weißes Licht hat auf gewisse Phänomene, zu denen Materialisation und "direkte Stimmen“ gehören, einen zerstörenden Einfluß. Aus diesem Grunde werden solche Séancen entweder bei rotem Licht oder im Dunkeln gehalten.

Dies ist leichter zu verstehen, wenn wir uns vor Augen halten, daß diese Vorgänge in mancher Hinsicht denen einer Geburt analog sind. Alles Leben keimt in Dunkelheit. Das Samenkorn wird dem dunkeln Schloß der Erde übergeben und beginnt, vor allem Licht geschützt, sein Wachstum.

In der selben Weise keimt das Leben des Embryos in der Geborgenheit des Mutterleibes.

Radioempfang ist nachts klarer, und photographische Filme und Platten können nur im Dunkelraum bei rotem Licht entwickelt werden. Weißes Licht zerstört die noch unentwickelten Negative.

Dunkelheit oder Licht auf Séancen - die Frage ist nebensächlich. Wichtig sind einzig und allein die erbrachten Beweise.

Ich habe bei gutem rotem Licht Hunderten von solchen Séancen beigewohnt, die erstaunliche Resultate lieferten.

Ich war bei Séancen mit "direkten Stimmen“ zugegen, auf denen das Bellen eines "toten“ Hundes von seinen ehemaligen Besitzer als typisch wiedererkannt wurde.

Nachdem ein Hund sich auf diese Weise zu erkennen gab, fügte der jenseitige Leiter der Séance oft eine Beschreibung des Tieres hinzu, um dem Besitzer weitere Beweise der Identität des Hundes zu liefern.

Jedem voll entwickelten Medium steht ein helfender Geist zur Seite. Bei Séancen, die "direkte Stimmen" produzieren, hilft er den "Toten" über technische Schwierigkeiten hinweg. In Tieftrance-Séancen spricht er durch den Mund seines Mediums, dessen eigenes Bewußtsein vorübergehend ausgeschaltet wird. Der Körper des Mediums und seine Reaktionen stehen somit für die Dauer des Trancezustandes unter seiner alleinigen Kontrolle.

Nur hochentwickelte und besonders ausgewählte geistige Wesen können diese Aufgabe erfüllen. Sie beschützen das Medium und übernehmen die Pflichten eines "Pförtners", wenn Seelen der jenseitigen Welt sich der Aura seines Mediums nähern.

Neben einem solchen leitenden Geist stehen dem Medium manchmal auch noch andere helfende Geistwesen zur Verfügung. Diese sind keine sehr hoch entwickelten Wesen, sie haben aber die Fähigkeit, mit dem leitenden Geist in der Produzierung übernormaler Erscheinungen im Séance-Raum zusammenzuarbeiten.

In unserem eigenen privaten Zirkel haben wir viele verschiedene Formen übernormaler Erscheinungen und Phänomene beobachten können. Zu der einen oder anderen Zeit sind uns wohl alle in der Bibel erwähnten "Gaben des Geistes" vorgeführt worden: Trance, Sprechen eines jenseitigen Wesens durch den Mund des Mediums, Hellsehen, Hellhören, Materialisation und direkte Stimmen.

Im Verlaufe von Materialisations-Séancen haben wir manchmal den Schwanz eines "toten" Hundes zur Begrüßung freudig auf den Boden klopfen hören! Wenn des Mediums Ehemann seinem ehemaligen vierbeinigen Kameraden zurief: "Blint, guter alter Kerl“, kam als Antwort prompt das aufgeregte Klopfen des Hundeschwanzes.

Manchmal rieb Blint seinen Kopf gegen das Bein seines Herrn, und manchmal erschien Mickey, die Katze des Mediums, in materialisierter Form zur gleichen Zeit wie der Hund. Das Kratzen ihrer Krallen auf dem Teppich war deutlich zu hören; es glich genau dem von einer lebenden Katze verursachten Geräusch. Glücklicherweise entsprach die Wirkung auf dem Teppich nicht den realen Verhältnissen!

Während anderer Sitzungen hörten wir das Piepsen eines materialisierten Vogels und das Schlagen seiner kleinen Flügel. Manchmal ließ er sich nach elnem Flug durch das Zimmer in der Nähe eines Zirkelmitglieds nieder.

Das erste Erscheinen dieses Vögelchens in unserem Séance-Raum hatte eine rührende Vorgeschichte.

Seit jener Zeit hat sich die Zusammensetzung unseres Zirkels mehrfach geändert. Damals aber fanden die Sitzungen in dem Hause des Mediums, einer kultivierten und hochbegabten Frau, statt. Ihren außerordentlich hoch entwickelten medialen Fähigkeiten verdankten unsere Séancen ihre verblüffenden Resultate.

Als wir eines Abends zur gewohnten Stunde das Haus betraten, fanden wir das Medium recht traurig vor.

Auf einem Spaziergang mit ihrem Mann hatte sie ein junges, aus dem Nest gefallenes Vögelchen entdeckt. Sie nahmen es mit nach Hause und versuchten, das Leben des kleinen Geschöpfes zu retten. Aber trotz all ihrer liebevollen Pflege starb es ihnen unter den Händen.

Sie legten es in einen improvisierten Sarg und begruben es in ihrem Garten. Das weichherzige Medium sprach ein Gebet für die Seele der kleinen Kreatur. Diese Zeremonie hatte gerade stattgefunden, als mein Mann und ich ankamen. Später gingen wir wie üblich in den Séance-Raum.

Nachdem das Medium in Trance gefallen war, hörten wir zu unserem Erstaunen das unverkennbare Piepsen eines jungen Vogels und das Flattern seiner Flügel.

Später erklärte der jenseitige führende Geist unserer Gruppe, die auf das Vögelchen gehäufte menschliche Liebe, verbunden mit aufrichtigem Gebet, habe ein individuelles Bewußtsein in der Seele des kleinen Geschöpfes erweckt. Dieser menschliche Kontakt habe dem Vogel ermöglicht, sich in materialisierter Form zu zeigen und "Danke“ zu sagen.

Zusammen mit dem Hund und der Katze blieb der Vogel auf vielen folgenden Séancen ein stets freudig begrüßter Gast.

Viele bekannte Persönlichkeiten, deren Intelligenz und Glaubwürdigkeit außer Frage stehen, haben unseren Séancen im Laufe der Jahre beigewohnt und diese erstaunlichen Erscheinungen bestätigt.

Gerade nach Abschluß dieses Kapitels habe ich eine der interessantesten "direkte Stimmen-Séancen“ meines Lebens miterlebt. Die Beweiskraft war erstaunlich. Das Medium Kenneth Hillberg brachte mir persönliche Bestätigungen und einem anderen Anwesenden, Mr. Alfred Timson, einen ganz unerwarteten Beweis für das Fortleben seines vor einigen Jahren "verstorbenen“ Hundes.

White Fox (Weißer Fuchs), der indianische Geist-Helfer des Mediums, wendete sich durch den Schalltrichter an Mr. Timson:

"Hier ist ein Hund für dich. Er heißt Rough. Es ist ein schwarzer Schäferhund. Du brachtest ihn von der Schule mit nach Hause."

Mr. Timson bestätigte White Fox Worte. Später erzählte er mir, das Medium sei ihm völlig unbekannt gewesen und die auf der Séance erhaltenen erstaunlichen Beweise eines Fortlebens nach dem Tode hätten ihn tief erschüttert.

Als er noch ein Schuljunge war, erzählte er, habe er eines Tages ein kleines herrenloses Hündchen gefunden und mit nach Hause genommen. Es war ein schwarzer, langhaariger Schäferhund, und er tauft ihn Rough.

Beweise eines Fortlebens nach dem Tode

Durch Materialisation und "direkte Stimmen"

Ein besonders hochbegabtes Medium ist Mrs. Estelle Roberts. Ihre erstaunlichen Talente haben viel dazu beigetragen, die Zweifel ehrlicher Skeptiker zu beseitigen. Ich hatte oft Gelegenheit, ihre "direkte Stimmen"-Séancen zu besuchen.

Auf einer ihrer Sitzungen hörte ich Lon, den "toten" Hund Dr. Margaret Vivians, seine Herrin mit freudigem Bellen durch die "Trompete" begrüßen.

Dr. Vivian hat viele interessante Erlebnisse im Zusammenhang mit diesem intelligenten Hund zu verzeichnen. Er "starb" 1918 und hat seiner Herrin im Laufe der Jahre die verschiedensten Beweise seiner bleibenden Existenz erbracht. Er gab sich durch verschiedene Medien und Methoden zu erkennen.

In "Psychic News" erzählt Dr. Vivian, wie sie einige Monate nach dem "Tode" des Hundes von ihm hörte. Mit Hilfe einer "Planchette" gelang es Ihr und einer Bekannten, mit einem "verstorbenen" Freund, den sie F. R. nennt, in Verbindung zu treten. "Ich habe deinen Hund", sagte er. "Mir ist keine Möglichkeit gegeben, direkten Kontakt mit dir aufzunehmen. Ich möchte dir sagen, daß der 'Tod' nicht das Ende bedeutet. Wenn immer du nach deinem Hund verlangst, antwortet er dir."

"Wo ist er?" fragte Dr. Vivian. "Er ist bei mir und kommt oft, dich zu besuchen. Allmählich wirst du seine Gegenwart erkennen und auf sie reagieren können. In deinem Herzen ist diese Erkenntnis schon erwacht. Er wartet, bis du zu uns kommst und wird auch dann noch weiterleben. Hundeliebhaber wie ich betreuen hier deinen und andere Hunde mit besonderer Liebe und Sorgfalt.

Ich bin Lons ständiger Beschützer. Er steht dir im wahrsten Sinne des Wortes zur Seite und wird immer da sein. Fürchte nicht, daß er dich je verlieren wird; obwohl du ihn für den Augenblick verloren hast - es ist nur vorübergehend."

Dr. Vivian bat F. R. ein Medium zu finden, mit dessen Hilfe sie die materialisierte Gestalt ihres Hundes sehen könne. "Einige Jahre später", erzählte sie, "materialisierte sich Lon durch zwei verschiedene Medien. Ich sah ihn für einige kurze Augenblicke und fühlte sein langhaariges Fell meine Knie berühren."

Die bei diesen Séancen helfenden Geister erzählten, wie schwierig es sei, einem Hund beizubringen seine materialisierte Körperform zusammenzuhalten. Dr. Vivian erklärt: "Lon ist ein schwarzer Apportierhund. Weiße Hunde sind in dem matten roten Licht einer Materialisations-Séance viel leichter zu sehen."

Wenn das materialisierende Wesen das Ektoplasma nicht richtig zusammenhalten kann, zerfällt die Körperform und muß wieder neu aufgebaut werden.

Die Wirkung menschlicher Liebe auf Lons Zustand im Jenseits beschrieb F. R. in folgenden Worten: "Sein unzerstörbares seelisches Wohlbefinden und den hohen Grad seiner erreichten Freiheit verdankt er deiner uneingeschränkten Liebe. Sie gab ihm ein höheres Bewußtsein und größeren Mut."

Die verschiedensten Tiergattungen haben sich auf den Materialisations-Séancen des berühmten polnischen Mediums Franek Kluski gezeigt. Die übernormalen Talente dieses kultivierten, künstlerisch begabten Mannes sind von bekannten Wissenschaftlern untersucht worden, und die Ergebnisse ihrer Experimente sind in verschiedenen Werken veröffentlicht.

Professor Pawlowski beschreibt Kluskis Materialisations-Séancen in "Psychic Science" und erzählt: "Eichhörnchen, Hunde und Katzen sind die häufigsten Erscheinungen aus der Tierwelt. Einmal erschien ein Löwe und ein anderes Mal ein großer, einem Bussard oder Falken ähnelnder Raubvogel."

Er beschreibt das vollkommen natürliche Gebaren der Tiere und erzählt, wie ein materialisierter Hund "herumlief, mit dem Schwanz wedelte, Mitgliedern der Gruppe auf den Schoß sprang, ihre Gesichter leckte und auf die unter Hundebesitzern üblichen Ausdrücke reagierte".

Er erzählt, wie die materialisierten Flügel des Bussards auf seinem Flug durch den Raum gegen die Wände schlugen und wie es gelang, den Vogel mit Blitzlicht zu photographieren. Eine Reproduktion dieser Photographie ist in Dr. Gustave Geleys Buch "L'Ectoplasmie et la Clairvoyance" zu sehen.

Mrs. Hewat McKenzie erwähnt den selben Vogel, ebenfalls in "Psychic Science" in einem Hinweis auf Colonel Ocholowicys Buch über Franek Kluski. Sie schreibt: "Bevor der Vogel photographiert wurde, war das Schlagen seiner Flügel deutlich zu hören" und fährt dann fort:

"Diese Séance fand bei rotem Licht statt. Die Birne glühte ungefähr zwei Meter von dem Medium entfernt. In diesem Licht waren nur die Umrisse einer grauen, undefinierbaren Masse zu erkennen, daß es ein Vogel war, zeigte erst die entwickelte photographische Platte."

Im gleichen Zusammenhang erzählt sie von einem Afghan-Hund, der manchmal auf Kluskis Séancen erschien und eine Art mähnenlosen Löwen mitbrachte. Dieses Tier "leckte die Teilnehmer mit einer feuchten, rauhen Zunge und strömte den Geruch einer großen

Wildkatze aus. Selbst nach Abschluß der Séance hing dieser penetrante Geruch noch an allen Anwesenden und besonders stark an dem Medium, als hätte sich die ganze Gruppe längere Zeit in einem Raubtierhaus aufgehalten."

Die durch dieses bemerkenswerte Medium materialisierten Tiere umfaßten alle Gattungen, von Raubtieren wie dem Löwen bis zu den sanftesten und anziehendsten Vertretern der freilebenden Tierwelt.

Vielleicht war es die Absicht höherer Mächte, mit diesen Manifestationen das Fortleben aller lebenden Wesen zu beweisen. Das Erscheinen primitiver Raubtiere war zweifellos von beschützenden Kräften überwacht.

Ein ernster, würdevoller Geist östlicher Kultur brachte bei seinem Erscheinen auf Kluskis Séancen stets ein reizendes, wieselartiges Tierchen mit. "Das Gebaren dieses kleinen Geschöpfes war äußerst sanft. Die Mitglieder der Séance-Gruppe liebten es sehr und versuchten immer, es so lange wie möglich in ihrer Nähe zu halten; aber regelmäßig mit dem Verschwinden der menschlichen Gestalt verschwand auch das Tierchen.

Das Tier liebte es, rasch über den Tisch zu laufen und sich auf die Schulter des einen oder anderen Mitgliedes der Gruppe zu setzen, um Hände und Gesicht mit seiner kalten kleinen Nase zu beschnuppern. Manchmal sprang es wie erschreckt vom Tisch und rannte im Zickzack durch das ganze Zimmer, warf dabei kleine Gegenstände um und brachte Papiere auf dem Schreibtisch durcheinander", schreibt Mrs. McKenzie.

Mit Mr. Guzik, einem anderen Medium, erzählt sie weiter, konnten Sir Oliver Lodge, Professor Charles Richet, Dr. Gustave Geley und andere Wissenschaftler die Materialisation eines hundeartigen Tieres beobachten, "das sich an die Anwesenden schmiegte und seine Nase in ihre Taschen steckte."

Mrs. McKenzie, eine hochintelligente Frau mit großer Erfahrung auf medialen Gebieten aller Art, meint: "Wenn wilde Raubtiere sich zeigen können, wie es auf manchen Kluski-Séancen der Fall war, so liegt guter Grund für die Vermutung vor, daß die durch Liebe mit einem Menschen verbundenen Haustiere oft ungesehen in der Nähe ihrer ehemaligen Besitzer weilen. Die Gelegenheit für Materialisation mag fehlen, aber Hunderte von glaubwürdigen Menschen können bezeugen, daß sie ihre 'toten' Lieblinge gesehen, gehört oder ihre Anwesenheit im Haus gespürt haben; manchmal deutet auch das Gebaren anderer, lebender Haustiere auf die Gegenwart eines unsichtbaren Gefährten hin."

Ein Hund materialisierte sich auf einer Séance in so solider stofflicher Form, daß er in die Schnürsenkel und Hosenbeine seines Herrn beißen konnte!

Dieser Vorfall wurde von Mr. Christopher Harrison aus Ongar beglaubigt. Er beschreibt in "Psychic News", wie auf der gleichen Séance auch ein etwas vier Jahre altes Kind erschien. Es rief: "Hündchen, Hündchen", und erzählte später, es betreue den Hund im Jenseits und habe ihn auf die Séance mitgebracht. Während all' dies vor sich ging, saß das Medium in tiefer Trance in seinem "Kabinett".

Ein "Kabinett", wie es auf den meisten Materialisations-Séancen üblich ist, wird durch einen schräg vor eine Ecke des Zimmers gespannten Vorhang gebildet. Hinter diesem Vorhang sitzt das Medium. Diese Abtrennung von den anderen Teilnehmern schützt das dem Medium entströmende Ektoplasma vor eventuell störenden fremden Schwingungen. Wenn sich die materialisierenden Gestalten genügend geformt haben, treten sie meistens aus dem "Kabinett“ heraus. Das Medium bleibt natürlich auf seinem Platz hinter dem Vorhang.

Ich habe oft eine voll materialisierte Gestalt den Vorhang beiseiteschieben sehen, so daß das Medium (meistens in tiefer Trance) und die Materialisation zu gleicher Zeit sichtbar waren.

In Amerika besuchte ich eine Séance Ethel Posts, eines bekannten Mediums. Bei dieser Gelegenheit sah ich in gutem rotem Licht die materialisierte Gestalt eines ihr helfenden jenseitigen Geistes, eines jungen Indianermädchens, aus dem Kabinett treten und die Länge des Zimmers, ungefähr zehn Meter, abschreiten. Sie unterhielt sich mit Teilnehmern der Séance am äußersten Ende des Raumes; dann bat sie meinen Mann, sie zurückzubegleiten. Vor dem Kabinett blieb sie stehen und forderte ihn auf, hinter den Vorhang zu treten und sich zu vergewissern, daß das Medium noch immer in Trance an ihrem Platz sei. Mein Mann folgte den Anweisungen und sah zu gleicher Zeit beide Gestalten - die des Mediums innerhalb und die des Indianermädchens außerhalb des Vorhanges.

Wenn es einer entkörperten Seele gelingt, sich völlig in unserer stofflichen Welt zu materialisieren, so wird ein Ebenbild des physischen Körpers mit all' seinen Organen geformt. Das heißt, daß zum Beispiel Herz und Lunge vorübergehend gebildet sind und normal arbeiten, solange die übernormalen Kräfte stark genug sind, den materialisierten Körper zusammenzuhalten.

Berühmte Wissenschaftler haben Herz- und Pulsschlag solcher Gestalten im Laufe von Séancen geprüft. Sir William Crookes schnitt eine Locke aus dem Haar einer dieser Erscheinungen. Diese vorübergehend in stoffliche Materie gehüllten Geistwesen haben ihre Solidität manchmal sogar durch Trinken eines Glas Wassers bewiesen.

Ich habe mit eigenen Augen ein materialisiertes Kind einen Bonbon essen sehen. Was geschieht nun mit dieser stofflichen Materie, wenn sie ihren Zweck erfüllt hat und die Entmaterialisierung eintritt? Da sich die erscheinende Gestalt aus dem von dem Medium strömenden Ektoplasma aufbaut, wird angenommen, daß die von dem Geistwesen aufgebrauchte physische Substanz zerfällt und in den Körper des Mediums zurückfließt.

Das Materialisations-Medium Charles Glover Botham hatte seine eigene, regelmäßig in seinem Haus zusammentreffende Gruppe. Auf einer seiner Séancen erschien zum Erstaunen aller Anwesenden plötzlich die Materialisation eines großen Hundes. Mit energischem Satz sprang das Tier in die Mitte der Gruppe und lief aufgeregt zwischen den Teilnehmern hin und her. Freudig mit dem Schwanz wedelnd, rannte er von einem zum anderen, stützte seine Vorderpfoten hier und dort auf einen Schoß und leckte liebevoll ein Gesicht oder eine Hand. Der Hund schien den freundlichen und interessierten Empfang, der ihm zuteil wurde, sehr zu genießen und nahm die Liebkosungen der anwesenden Tierfreunde beglückt entgegen.

Der Höhepunkt aber kam, als er eine volle Schale Wasser austrank. Auf Séancen dieser Art wird oft eine gefüllte Wasserschale in den Raum gestellt; Wasser enthält Energieschwingungen, die die Bildung stofflicher Phänomene unterstützen.

Der materialisierte Hund trank das Wasser mit genüßlicher geräuschvoller Begeisterung, als habe ihn all' die Aufregung sehr durstig gemacht. Später fand man die

Schale bis auf den Grund geleert. Auf dem Fußboden waren keine Spuren von Wassertropfen zu sehen.

Einer der Teilnehmer an der Séance empfing gedanklich den Namen Hector. Mr. Harold Sharp, ein ebenfalls anwesendes Medium, erkannte in Hector einen Lieblingshund, der in früheren Jahren auf dem Landgut seiner Eltern das Leben der Familie geteilt hatte. Er war der besondere Liebling seiner verstorbenen Mutter gewesen. Sie wurde Harold Sharp auf der selben Séance genau beschrieben. "Es war das erste Mal, daß ich auf einer Séance eine Beschreibung meiner Mutter erhielt", erzählte er mir.

Später hatte er durch verschiedene Medien weiteren Kontakt mit seiner Mutter. Die von ihr erbrachten Beweise zeigten, daß sie auch im Jenseits viel Zeit mit den auf Erden geliebten Tieren verbringt.

Auf einer anderen Séance mit Mr. Botham materialisierte sich eine siamesische Katze in recht gutem Licht. Sie sprang von einem Schoß zum anderen, ließ sich streicheln und rieb ihren Kopf zärtlich gegen die Gesichter der teilnehmenden Menschen.

Die Geschichte von Mrs. D. Montague Smith liefert einen weiteren, durch Materialisation und "direkte Stimmen" erbrachten Beweis für ein Fortleben nach dem Tode.

Sie erzählte mir, daß zwischen ihr und einer dänischen Dogge namens Buller stets ein starkes Band der Liebe bestanden habe. Buller war vor 25 Jahren " gestorben". Mrs. Montague Smith ging regelmäßig zu den Séancen des bekannten Mediums Ronald Strong. Ihr Hund bellte vielen Gelegenheiten eine freudige Begrüßung durch die "Trompete". "Der tiefe Ton seiner Stimme war unverkennbar", sagte sie. Einmal gelang es Buller, sich in so solider stofflicher Form zu zeigen, daß er seiner Herrin seine schwere Pfote auf den Arm legen konnte. In den 15 Jahren, seit Mrs. Montague Smith Anhängerin des Spiritualismus wurde, haben drei verschiedene Medien Buller genau beschrieben.

Die "Misses Moore", zwei medial begabte Schwestern, haben durch ihre Fähigkeit, "direkte Stimmen" hörbar werden zu lassen, viele Beweise einer Existenz nach dem Tode geliefert.

Reverend V. G. Duncan, ein Pfarrer der englischen Staatskirche, besuchte mehrere Séancen dieser beiden Medien. In seinem Buch "Proof" (Beweis) beschreibt er, wie eine Dame Beweise für das Fortleben eines Hundes und einer Katze erhielt. Andrew Wallace, ein jenseitiger Helfer der Medien, wandte sich an die erwähnte Dame, eine Mrs. Stewart. In seinem stark schottischen Akzent sagte er: "Hast du nicht einen kleinen Hund bei dir, der dir auf Erden gehörte? Sein Name ist Rex."

Mrs. Stewart bestätigte, sie habe einen Hund namens Rex besessen. "Kannst du mir sagen, wie er aussieht, Andrew?" fragte sie den Geist. "Es ist ein kleines weißes Hündchen mit glattem Fell", antwortete er. "Nennt ihr sie nicht Foxterrier?"

Mrs. Stewart nickte. Ja, Rex sei ein Foxterrier. "Und ein Kätzchen, daß dir gehörte, ist auch hier", fuhr Andrew fort. "Kennst du es?" Die befragte Dame antwortete, sie habe eine besonders innig geliebte Katze verloren.

"Ja, so ist es", sagte Andrew. "Du hattest sie eine lange Zeit."

"Siebzehn Jahre", bestätigte Mrs. Stewart und fügt hinzu, sie habe oft über die Frage nachgedacht, ob Hunde und Katzen nach dem Tode weiterleben.

"Sie leben, solange eure Liebe für sie anhält; danach gehen sie in ihre eigene Welt."

"Ich habe keine Zweifel mehr, daß sie jetzt leben", antwortete Mrs. Stewart. "Wie wunderbar!"

Reverend V. G. Duncan beschreibt, wie später das Bellen des Hundes und das Miauen des Katze zu hören waren, als ihre materialisierten Gestalten durch das Zimmer liefen. "Wir fühlten sie in der unverkennbaren Art ihrer beiden verschiedenen Tiergattungen unsere Beine streifen, und die Katze versuchte, auf Mrs. Stewarts Schoß zu klettern."

Diese Verbindung von Materialisation und "direkter Stimme" muß das Herz der Herrin dieser beiden geliebten Tiere sicherlich hoch erfreut haben. Wie deutlich haben sie zu erkennen gegeben, daß sie auch nach ihrem "Tode" weiterleben!

Ein Korrespondent schreibt in "Psychic Science": "Die bemerkenswerten Séancen des 'verstorbenen' Mediums Cecil Husk waren zum großen Teil für meine Wandlung vom Agnostiker zum Spiritualisten verantwortlich." Er erzählt von seiner Schwester, einer Nonne, die sich auf Cecil Husks Séancen materialisierte.

Kurz nach dem "Tode" seines Hundes brachte sie das Tier mit in den Séance-Raum. Der große Hund bellte in ganz normaler, natürlicher Weise. Sein Herr durfte ihn streicheln und sagte nach der Séance: "Sein Fell fühlte sich tatsächlich wie das Fell meines verstorbenen Hundes an, und die Reaktion des Tieres schien Freude über die Liebkosung auszudrücken."

Mrs. Etta Wriedt, ein Medium für "direkte Stimmen", brachte Mr. und Mrs. Ernest Hayward Beweise für das Fortleben ihres Hundes und einer Lieblingskatze. Mr. Hayward diente der britische Admiralität mit Auszeichnung in vielen Ländern.

In Zusammenarbeit mit seiner Frau schrieb er das Buch "Psychic Experiences Throughout the World“ (Übersinnliche Erlebnisse in aller Welt). Er erzählt unter anderem von einer Séance mit Mrs. Wriedt, auf der er und seine Frau mit ihrem "toten“ Sohn Brenton sprachen. Er fragte Brenton, ob es wahr sei, daß es im Jenseits Pferde gäbe. "Ja, Vater“, war die Antwort, "es ist wirklich so. Wir haben hier alle Tiere, die wir lieben. Pferde, Hunde, Katzen und Vögel - natürlich in ihre ätherischen Form“.

Auf einer anderen Séance mit dem selben Medium sagte ihre "verstorbene“ Tochter Cecily, sie habe Kouss-Kouss, ihre auf Erden besonderes geliebte Angorakatze, mitgebracht.

"Kurz danach“, heißt es in dem Buch, "hörten wir ein Niesen und dann das Bellen eines Hundes, durch die 'Trompete' verstärkt. Cecily sagte, es sei Sandy, unser in Malta durch einen Unfall getöteter Foxterrier gewesen.“ Mrs. Hayward bat Sandy zu bellen; sie wollte ganz sicher sein, daß es wirklich ihr "toter“ Hund sei. Er gehorchte und bellte durch die "Trompete“. Sie bat ihn nochmals zu bellen. "Lauter und stärker, Sandy“, sagte sie. Der Hund reagierte sofort auf ihre Bitte.

Zwei Jahre später sahen Mr. und Mrs. Hayward auf einer Séance mit dem Materialisations-Medium Helen Duncan den Hund vor ihren Augen Gestalt annehmen. Auf der selben Sitzung materialisierte sich auch ihre Tochter Cecily. Sie gab Beweise ihrer Identität und konnte ihre Eltern davon überzeugen, daß sie über alle seit ihrem "Tode“ stattgefundenen Ereignisse im Leben der Familie vollkommen im Bilde war.

Dann sagte Cecily, sie habe eine Überraschung für ihre Eltern. "Der Vorhang des Kabinetts öffnete sich“, erzählt das Buch weiter, "und unser geliebter Foxterrier Sandy erschien. Er drehte den Kopf nach allen Seiten und spitzte die Ohren, als wolle er sich genau über alle Vorgänge orientieren. Ein oder zwei Minuten saß er so da, und dann verschwand er."

Mrs. Lilian Bailey, eines der bekanntesten Medien Englands, erzählte mir einen besonders interessanten Fall, in welchem zwei Medien eine Rolle spielten.

Mrs. Bailey hat unter verschiedenen unsichtbaren Helfern der Geisteswelt ein kleines Mädchen, Poppet genannt. Als nach 13 Jahren im Kreise der Familie die geliebte Pekinesenhündin des Mediums starb, versprach Poppet, Beweise für das Fortleben des Tieres zu erbringen. Mrs. Bailey erzählte mir: "Chin war ein ungewöhnlich intelligentes Tier mit beinahe unheimlicher Kenntnis unserer menschlichen Sprache. Sie versuchte sogar, uns zu 'antworten'. Wenn wir sie lobten, gab sie ihrer Befriedigung durch ein für sie typisches kurzes, stakkatoartiges Bellen Ausdruck."

Nach einigen Monaten erhielt Mrs. Bailey eine Einladung an einer Materialisations-Séance Helen Duncans teilzunehmen. Mrs. Helen Duncan war eines der bemerkenswertesten Materialisations-Medien ihrer Generation. Sie starb vor einigen Jahren. Für Medien, die wie Mrs. Bailey immer nur im Trancezustand arbeiten, ist es eine Seltenheit, sich mit einem ihrer unsichtbaren Helfer unterhalten zu können. Jedes Trancemedium ist für eine solche Gelegenheit dankbar. Mrs. Bailey war hocherfreut, als auf Helen Duncans Séance ihre kleine Helferin Poppet sich materialisierte.

Sie erzählt: "Aus dem 'Kabinett' trat die Gestalt meiner kleinen Poppet. Sie trug einen Hund in ihren Armen. 'Ich habe Chinnie mitgebracht', sagte sie. Als ich den kleinen Hund beim Namen rief, verschwand er aus den Armen des Kindes; aus dem 'Kabinett' aber tönte das mir so vertraute Stakkato-Bellen, und wir hörten Chin aufgeregt herumrennen.

Poppet hat tatsächlich ihr Versprechen gehalten und mir überzeugend bewiesen, daß mein geliebter kleiner Hund noch immer lebt. Ich freue mich darauf, Chin eines Tages wiederzusehen."

Im Rahmen einer öffentlichen Kundgebung für Spiritualisten der Stadt Leicester gab Mrs. Bailey eine frappante Demonstration ihres Trance-Hellsehens. Ihr unsichtbarer Helfer rief alle Mitglieder einer privaten Séance-Gruppe auf, die in verschiedenen Teilen der Halle verstreut saßen. Mrs. Bailey war erst eine halbe Stunde vor Beginn der Kundgebung in Leicester eingetroffen und kannte dort niemanden. Sie hatte von der Existenz dieser privaten Gruppe keine Ahnung. Seit Mrs. Baileys Besuch hat sich die Gruppe so gut weiterentwickelt, daß es ihr gelungen ist, "direkte Stimme" hörbar werden zu lassen.

Ich hatte Mrs. Bailey gebeten, mir für mein Buch eine Beschreibung der Materialisation ihres Hundes Chin zu geben. Sie schrieb ihren Bericht während eines Aufenthaltes in Crewe und schickte ihn mir zusammen mit einem Brief, der sie aus Leicester erreicht hatte.

In diesem Brief hieß es: "Ich weiß nicht, ob Sie sich an Ihren Besuch bei der 'Society for Psychic Research' in Leicester erinnern. Ihr Geisthelfer rief damals alle Mitglieder unserer Séance-Gruppe auf."

Der Brief erzählte, wie Poppet auf einer Séance zu der Gruppe sprach und den Teilnehmern sagte, sie habe einen kleinen Hund mit lockigem Fell bei sich. Sie gab den Namen des Hundes an. Er klang wie Shoots.

Mrs. Bailey verstand die von Poppet auf der Leicester Séance gemachten Angaben genau. Sie sagte mir: "Vor vielen Jahren hatte mein Vater einen Apportierhund mit feinem, lockigem Fell. Sein Name war Shot. Es war ein sehr kluger, beinahe 'menschlicher' Hund, und wir liebten ihn alle sehr."

Mrs. Bailey meint, Poppet habe zugehört, als wir das vorliegende Buch besprachen. Ich bin sicher, daß sie recht hat. Die unsichtbare kleine Helferin wollte mir mit weiteren Beweisen für ein Fortleben der Tiere nach dem Tode behilflich sein und beschloß, einen besonders guten Beweis durch eine von ihrem Medium ganz unabhängige Quelle zu erbringen.

Dieses reizende kleine Wesen zu kennen, heißt, es zu lieben. Es ist typisch für ihr warmes Herz und ihren guten Willen, daß sie immer versucht, anderen zu helfen.

Durch Hellsehen, Hellhören und Trance

Nach dem tödlichen Motorradunfall seines Sohnes Eddie beschloß Mr. Holland Hennequin, der Frage eines Weiterlebens nach dem Tode auf den Grund zu gehen. Sein ernsthaftes Studium führte zu den in "Psychic News" beschriebenen Ergebnissen, die Sir Oliver Lodge als nahezu vollkommene Beweise ansah.

Verschiedene Medien brachten Mr. Hennequin Beweise für ein Weiterleben von Tieren. Auf einer Séance mit Mrs. Annie Brittain gab ihm sein Sohn Eddie Nachricht von Ted, dem verstorbenen Mann einer Bekannten. Mr. Hennequin fragte Belle, die jenseitige Helferin des Mediums, ob Ted seinen Hund auch im Jenseits noch bei sich habe.

"Meinst du den Hund, der andauernd bellt und immerzu an ihm hochspringt? Eddie sagt, er könne vor lauter Hundebellen seine eigene Stimme kaum hören! "

"Wie sieht dieser Hund aus“, fragte Mr. Hennequin weiter, “und wie heißt er?“ Belle antwortete: "Er heißt Pimp. Es ist ein kleiner, gelber Hund mit langhaarigem, rauhem Fell.“

Es war eine getreue Beschreibung des toten Hundes. "Pimp war ein langhaariger, gelber Yorkshireterrier“, bestätigte Mr. Hennequin. Ted war bei Lebzeiten davon überzeugt gewesen, seinen Hund im Jenseits wiederzufinden. Als er im Sterben lag, schaute er auf die Photographie des Hundes und sagte: "Schon gut, Pimp, jetzt bin ich bald bei dir.“

Auf einer späteren Séance mit dem selben Medium erhielt Mr. Hennequin Auskunft über seinen eigenen, krank zu Hause liegenden Hund.

"Eddie sagt, du hast beschlossen, etwas zu tun, was du noch nie in deinem Leben getan hast“, begann Belle. "Du warst in letzter Zeit sehr beunruhigt, aber jetzt hast du Vorkehrungen getroffen, die dir mehr Freiheit geben werden. In Zukunft wirst du ohne Sorge aus dem Haus gehen können.“

Das war vollkommen zutreffend. Mr. Hennequin war nie ohne seinen Hund in die Ferien gefahren. Dieses Jahr aber schien der Hund zu alt und krank, um zu reisen, und sein Herr war sehr besorgt gewesen, die richtige Entscheidung zu treffen. Schließlich hatte er den Entschluß gefaßt, jemanden zu bitten, während seiner Abwesenheit im Hause zu wohnen und den kranken Hund zu betreuen.

"Bitte, frage Eddie, ob er sich an Dinkie erinnert“, bat Mr. Hennequin. Belle antwortete: "Eddie sagt etwas von einer Pfote und macht ein Zeichen mit seiner Hand, als wolle er andeuten, sie sei eine Pfote. Dinkie muß ein Hund sein!"

"Ja, es ist ein Hund", stimmte Eddies Vater bei.

"Er sagte, es ginge Dinkie nicht gut."

"Er ist sehr krank", erwiderte Mr. Hennequin und fragte Belle, ob sie dem Hund nicht helfen könne.

Belle erklärte, sie spräche in Eddies Namen und sagte, sie hätten versucht, dem Tier aus dem Jenseits Hilfe zu bringen, aber es würde nicht wieder gesund werden. "Du kannst ihn vielleicht noch auf ein Weilchen 'aufmöbeln', aber seine Zeit auf Erden ist abgelaufen. Er ist zu alt."

Mr. Hennequin gab das vollkommen zu. "Dinkie wird bald zu dir kommen", sagte er seinem "toten" Sohn. "Willst du so lieb sein und ihn zu dir nehmen, wenn es so weit ist, und ihn bei dir behalten, bis Mutter und ich hinüberkommen?"

"Überlasse alles mir", antwortete Eddie. "Wenn Dinkie mich wiedergefunden hat, wird er mich nicht mehr verlassen. Ich werde auf ihn aufpassen und darauf schauen, daß er sich vollkommen erholt. Wenn ihr kommt, wird sein Schwanz wieder so freudig wedeln wie einst!

Ich muß ihn betreuen", fuhr der Junge fort, "er war ja mein Hund, und er wird der erste aus meinem irdischen Heim sein, der zu mir kommt. Ich kann mein eigenes neues Heim in dieser Welt erst aufbauen, wenn ich es mit jemandem aus meinem alten Erdenheim teilen kann. Dinkie und ich werden die neue Wohnstätte für dich und Mutter vorbereiten."

Dinkies Zustand verschlimmerte sich zusehends. Schließlich hielt sein Herr es für grausam, das Tier noch länger an diese Welt zu fesseln und ließ es schmerzlos einschläfern.

Kurze Zeit danach hatten Mr. und Mrs. Hennequin eine Sitzung mit einem anderen Medium, Mrs. Kathleen Barkel. Mrs. Barkels "Geisthelfer“, ein Indianer namens White Hawk, ist unter den vielen Spiritualisten, denen er Beweise des Weiterlebens ihrer Lieben brachte, für seine liebenswerte Natur und seinen subtilen Sinn für Humor bekannt.

Im Laufe dieser Sitzung erzählte Mr. Hennequin, seine Eßzimmertür habe vor einigen Abenden ohne jede äußere Einwirkung in allen Fugen gebebt, als rüttle jemand an ihr. Er fragte, ob Eddie sich auf diese Weise habe bemerkbar machen wollen.

"Nein“, antwortete White Hawk durch den Mund seines Trancemediums, "das war Dinkie ... Eddie brachte ihn mit, um dich wissen zu lassen, der Hund sei bei ihm. Dinkie, in seinem Übereifer, rannte zur Tür und kratzte an ihr.“

White Hawk fragte Mrs. Hennequin, ob sie den Hund vermisse.

"Ja, sehr“, antwortete sie.

Die Hand des Mediums, von White Hawk geführt, ergriff die ihre und hielt sie etwa einen viertel Meter über den Boden.

"Halte deine Hand über diesen Fleck. Fühlst du einen Luftzug? Einen kühlen Wind, der hin und her weht? Er wird durch das Wedeln von Dinkies Schwanz erzeugt! Er freut sich, dich zu sehen.“

"Ja, ich fühle es - das ist einfach wunderbar!“ rief Mrs. Hennequin aus.

Nun hielt White Hawk die Hand ihres Mannes über die

selbe Stelle, und auch Mr. Hennequin fühlte, wie Dinkies unsichtbarer Schwanz ein wenig die Luft bewegte.

All dies hatte für Mr. und Mrs. Hennequin große Beweiskraft. Sie hatten gar nicht erwähnt, daß ihr Hund "gestorben“ war. Es war überhaupt kein Hund erwähnt worden, bis White Hawk von sich aus über Dinkie sprach.

Sie erzählten White Hawk von der Krankheit des Tieres und daß sie sich schließlich gezwungen sahen, den Hund durch einen sanften "Tod“ von seinen Leiden zu erlösen. "Ich verstehe“, antwortete er. "Jetzt ist er nicht mehr krank. Er ist voller Leben. Er tobt mit Eddie über die Felder.“

Nach einer Pause fragte White Hawk: "Kennst du jemanden im Jenseits namens Ted?“

"Ja“, antwortete Mr. Hennequin.

"Er ist hier“, fuhr White Hawk fort. "Sein kleiner Hund ist ein Terrier, nicht wahr?“

"Ja, ein Yorkshireterrier.“

"Ich sehe einen kleinen gelben Hund auf Dinkie zulaufen. Dinkie kauert sprungbereit.“

Mr. Hennequin ist der Meinung, daß sich diese Angaben zweifellos auf Ted Wheelers "toten“ Hund Pimp bezogen, dessen Name ihm auf seiner Sitzung mit Mrs. Brittain korrekt angegeben worden war. Die kleine, von White Hawk beschriebene Szene war typisch für die Art und Weise, in der die beiden Hunde in Mr. Hennequins Garten miteinander gespielt hatten.

White Hawk wandte sich an Eddies Mutter und fragte, ob sie vor einigen Tagen nicht das Winseln eines Hundes gehört habe.

"Ja, ich habe tatsächlich so etwas gehört“, antwortete

sie. Sie und ihr Mann hatten es beide gehört. Sie waren sich einig gewesen, wie sehr der Laut dem Winseln ihres eigenen "toten“ Hundes geglichen hatte.

"Das war Dinkie. Er sprach zu euch.“

Tiere zeigen sich einem Medium manchmal ganz plötzlich und unerwartet. Sie unterbrechen sogar des Mediums hellsichtige Beschreibung "toter“ Menschen.

Einer trauernden Freundin zu helfen, taten sich einige Anhänger des Spiritualismus zusammen, um ihr die Tatsache eines Weiterlebens nach dem Tode zu beweisen. Der Trauernden selbst war Spiritualismus ganz fremd. Sie baten eine gemeinsame Bekannte, ein Medium zu suchen, das zu ihnen kommen und eine Séance geben würde. Die Freundin wurde eingeladen, daran teilzunehmen.

Das empfohlene Trancemedium hieß Hester Lines und war den Teilnehmern an der Séance völlig unbekannt. Miss Jessie Palmer, in deren Wohnung die Sitzung stattfand, sagte mir: "Alle Anwesenden konzentrierten sich gedanklich mit tiefstem Interesse auf die der Hilfesuchenden zuströmenden Beweise.“

Während der jenseitige Helfer des Mediums zu ihnen sprach, unterbrach er sich ganz plötzlich und wandte sich an Miss Palmer: "Ein Hund ist eben hier erschienen“, sagte er. "Er gleicht deinem jetzt mit dir lebenden Hund, ist aber etwas größer und hat eine weiße Pfote.“

Er beschrieb den Hund noch genauer, und Miss Palmer erkannte ihn als Judy, den "toten“ Spielkameraden ihres lebenden Hundes. Judy stammte aus dem selben Wurf, und die beiden Tiere waren die besten Kameraden gewesen. Seit Judys Tod hatte der noch lebende Hund darauf bestanden, in ihrem Körbchen zu schlafen.

Oft helfen besondere äußere Merkmale, ein "totes" Tier zu identifizieren und Beweise seines Fortlebens zu erbringen. Mr. Herbert Gregory besaß zwei Foxterrier, die im Abstand von zwei Jahren nacheinander starben. Verschiedene Medien haben auf privaten Sitzungen und öffentlichen Veranstaltungen beide Tiere zutreffend beschrieben.

Einige Wochen nach dem Tode jedes dieser Hunde gab ein Medium eine genaue Beschreibung mit allen Details der Farbe und Markierung auf Kopf und Rücken des jeweiligen Tieres. Mr. Gregory war gegen das Stutzen von Ohren und Schwänzen, wie es bei bestimmten Hunderassen üblich ist, und beide Foxterrier hatten daher ihre natürlich gewachsenen, ungestutzten Schwänze. Die Medien wiesen jedesmal auf dieses besondere Merkmal hin.

Auch der Whippet (Kreuzung zwischen Windhund und Terrier), den Mr. Gregory besessen hatte, wurde ihm beschrieben, und das Medium erwähnte das von dem Hund vor seinem Tode getragene Mäntelchen und sein Halsband.

Auf einer öffentlichen Veranstaltung erhielt eine Dame durch Mrs. Florence Thompson, ein hellsehendes Medium, die Beschreibung einer Katze namens Jimmy. Der "tote" Vater der Dame habe sie mitgebracht, erklärte das Medium. Der Schwanz der Katze sei verkürzt und mit einem Verband versehen, weil auf Erden ein Wagenrad den Schwanz verletzt habe.

Die Dame erkannte in der Beschreibung ihre Katze und bestätigte die Angaben.

Selbstverständlich werden solche körperlichen Defekte einem Medium nur zum Zweck der Identifizierung gezeigt und bedeuten keineswegs, daß Verstümmelungen oder Verkrüppelungen auch im nächsten Leben weiterbestehen.

Der physische Körper hat einen ätherischen "Doppelgänger“, den Astralleib; er ist das Kleid der Seele nach dem Tode. Der Astralleib bleibt von den physischen Defekten des irdischen Körpers unberührt, gleich, ob sie ererbt oder durch Unfall oder Krankheit hervorgerufen sind. Solche Verunstaltungen werden nur zum Zweck der Identifizierung vorübergehend reproduziert.

Auf einer anderen öffentlichen Veranstaltung erzählte Mrs. Thompson einer alten Dame von einem grau, grün und rot gefiederten Papagei, den ihre "verstorbene“ Schwester mitgebracht habe. Es sei eine korrekte Beschreibung ihres Papageis Joe, bestätigte die Dame. Das Medium erinnerte sie an den Tag, an welchem Joe einen Spitzenvorhang vom Fenster herunter in seinen Käfig gezogen und in kleine Fetzen zerrissen hatte. Um Joe für seine Missetat zu bestrafen, habe sie seinen Käfig eine Zeitlang in die andere Ecke des Zimmers gestellt. Die alte Dame erinnerte sich noch genau an den Vorfall und bestätigte ihn.

Das selbe Medium beschrieb einem Herrn sein "totes“ Pferd. Der Herr war in Zivil, aber das Medium sagte ihm, er sei ein Soldat und habe in Indien gedient. Sein Pferd, das er sehr geliebt habe, sei dort versehentlich erschossen worden. Der Verlust des Tieres habe ihn tief geschmerzt.

Die Angaben stimmten in jeder Einzelheit, und der ehemalige Eigentümer des Pferdes war hocherfreut zu erfahren, daß sein vierbeiniger Freund weiterlebt - und sich seines Herrn erinnert.

Trost den Trauernden

Mrs. Stella Hughes, ein besonderes geschätztes Medium, beschrieb auf einer privaten Sitzung einem unbekannten Herrn seinen "toten" Hund. Die getreue Beschreibung dieses geliebten Tieres ließ Freudentränen in die Augen seines Herrn treten und veranlaßte ihn, dem Medium die Geschichte des Hundes zu erzählen.

Jahrelang war dieser Mann ein einsamer und verbitterter Mensch gewesen. In einem Waisenhaus hatte er eine freudlose Jugend verlebt. Der harte Lebenskampf machte auch ihn hart. Ein völlig auf sich selbst konzentrierter, menschenfeindlicher Junggeselle lebte ohne Liebe, ohne Freundschaft.

Durch zähe Arbeitsamkeit, Entschlossenheit und unermüdlichen Fleiß erkämpfte er sich eine gute Position als Gefangenenaufseher. Seine schroffe Art und sein liebloses Wesen machten ihn überall unbeliebt. Nie in seinem Leben hatte er Liebe gegeben oder empfangen. Kein Mensch fühlte sich zu ihm hingezogen - weder im geschäftlichen noch im privaten Leben.

Als er eines Tages, allein wie immer, die Straße entlangging, wurde ein ganz junger Hund mit aller Kraft gegen seine Füße geworfen; er war von einem vorüberfahrenden Wagen erfaßt und auf den Bürgersteig geschleudert worden. In seinem Schrecken, Todesangst in den Augen, legte das kleine Tierchen den Kopf auf die Füße des Mannes und schaute hilfeflehend zu ihm auf.

Die vertrauensvollen Hundeaugen, mit stummer Bitte auf sein Gesicht gerichtet, rührten das sonst so unempfindliche Menschenherz. Von plötzlichem Mitleid ergriffen, bückte sich der Mann und hob den kleinen Hund vorsichtig auf. Was nun? Tiere und ihre Behandlung waren ihm völlig fremd. Ein freundlicher Polizist zeigte ihm den Weg zu einer nahen Tierklinik. Keine der Verletzungen war ernsthafter Natur, und als der Tierarzt meinte, der Hund würde in einigen Wochen wieder vollkommen hergestellt sein, erfüllte eine bisher unbekannte Freude das Herz des einsamen Mannes.

Das kleine Tier schien genauso allein und verlassen zu sein wie der Mensch, der es aufgelesen hatte. Niemand fragte nach ihm, und es trug kein Halsband.

"Wenn sich niemand meldet, bis er gesund ist, können Sie ihn selbst behalten“, sagte der Tierarzt.

Nach drei Wochen holte der Mann "seinen“ Hund ab und nahm ihn mit nach Hause. Zwischen Mann und Hund entwickelte sich eine tiefe Zuneigung. Zwei einsame Wesen hatten Freundschaft geschlossen!

Der Hund schenkte seinem menschlichen Kameraden ein ganz neues Lebensgefühl. Zum ersten Mal bemerkte der Mann, daß Blumen blühten und Gras eine grüne Farbe hatte. Auf ihren vielen Spaziergängen schloß der Hund Freundschaft mit Kindern, und sein früher geiziger Herr verteilte Geschenke an die Kleinen.

Fünfzehn Jahre lang begleitete der vierbeinige Kamerad seinen Herrn, der längst kein Menschenfeind mehr war, und wich ihm nicht von der Seite.

Der Tod des Hundes war für den Mann ein tragisches Erlebnis. Es schien ihm, als sei die Sonne aus seinem Leben gewichen und alle Freude für immer verdunkelt. Seine Freunde, denn jetzt hatte er Freunde, standen ihm bei. "Tröste dich“, sagten sie. "Es gibt ein Weiterleben für geliebte Tiere.“

Dies war die Geschichte, die er Mrs. Hughes mit Tränen in den Augen erzählte, nachdem sie ihm den Hund genau beschrieben hatte. Sie hatte das Tier schon eine Stunde vor der Ankunft des Herrn hellsehend wahrgenommen. Um ihm noch weitere Beweise zu liefern, erinnerte sie ihn an Ereignisse, die zu Lebzeiten des Hundes stattgefunden hatten.

Das Medium hatte seinen großen Kummer beseitigt. Das Wissen um ein Weiterleben nach dem Tode gab ihm die Sicherheit, seinen treuen Freund jenseits des Grabes wiederzufinden.

Mrs. Hughes‘ wunderbare übersinnliche Gaben haben Hunderten von Tierliebhabern Beweise für das Fortleben ihrer Lieblinge erbracht. Vielleicht ist Mrs. Hughes‘ eigene große Tierliebe ein Grund für dieses besondere mediale Talent.

Als Peter, ihr siebzehn Jahre alter Corgi, so krank war, daß er sich vier Tage lang nicht bewegen konnte, fragte ein Bekannter. "Warum machst du seinem Leiden nicht ein Ende?“ Sie konnte sich nicht entschließen, den Hund einschläfern zu lassen. Vielleicht bestand für ihn doch noch eine Möglichkeit der Genesung...

Ein anderes Medium rief sie an: "Ich habe deinen geistigen Helfer gesehen“, sagte es. "Er läßt dir sagen, du sollst deinen Hund nicht töten lassen. Die Kraft des Geistes kann ihn heilen. Er möchte, daß du dem Hund fünf Minuten lang die Hände auflegst. Wenn du von deiner Veranstaltung in der ‘Queens Hall’ zurückkehrst, wird Peter gesund sein.“

Mrs. Hughes folgte den Anweisungen, und als sie am Abend nach Hause zurückkam, lief ihr Peter auf der Straße entgegen!

Nach sechs Monaten wurde Peter wieder krank. Dieses Mal hörte sie selber die Stimme ihres unsichtbaren Helfers. "Jetzt mußt du ihn einschläfern lassen“, sagte er. Sie zögerte, aber noch am gleichen Tage rief das ihr befreundete andere Medium an und bestätigte den Rat ihres Geisthelfers. "Du mußt deinen Hund jetzt töten lassen." Schweren Herzens gehorchte sie.

Am Abend hatte sie auf einer spiritualistischen Veranstaltung zu erscheinen. Als sie auf dem Podium stand, sah sie Peter in seiner ätherischen Gestalt den Gang im Auditorium entlanglaufen. Er war in glänzender Verfassung, gesund und munter in seiner neuen Existenzform.

Mrs. Stella Hughes hat eine Freundin, Pauline genannt, die mit großer Liebe an ihrem Hund hing. Eines Tages konnte das Medium den quälenden Gedanken, der Hund würde sterben, nicht loswerden.

Am Abend des selben Tages wurde sie von einem anderen Medium, einem jungen Mann, der ebenfalls mit Pauline befreundet war, besucht. Sie erzählte ihm von ihrer Vorahnung. "Du hast den Eindruck, der Hund wird sterben?" fragte er. "Der Hund ist gestorben!" Einige Minuten später klingelte das Telefon, und Pauline sagte verzweifelt: "Mein kleiner Hund ist tot!"

Für den gleichen Abend war eine Séance in Mrs. Hughes Wohnung angesetzt. Sie wurde von dem anderen Medium, Paulines und Mrs. Hughes gemeinsamem Freund, gehalten.

Sein jenseitiger Helfer wandte sich an Stella Hughes und bat sie, Pauline folgendes auszurichten: "Sage Jessie, daß John ihre Biddy bei sich hat."

Stella verstand den Sinn der Mitteilung nicht, gab sie aber an Pauline weiter. Pauline verstand und war hocherfreut. Jessie war ihr Vorname laut Taufschein, und ihr Vater, der in seinen Erdentagen Biddy, Pauline's Cairnterrier, sehr geliebt hatte, hieß John!

Eine Dame kam zu einer privaten Sitzung bei Mrs. Hughes. Sie war in keiner Weise erstaunt, als das Medium ihr sagte, sie sei von drei Pfauen, Juno, Juniper und January, begleitet! Ja, sie habe diese drei Pfauen sehr geliebt; sie seien die Zierde ihres irdischen Landgutes gewesen.

Ein Rechtsanwalt und seine Frau hatten zwei recht ausgefallene "Haustiere", zwei Frösche! Ein besonders kalter Winter tötete beide Tiere, und ihre Eigentümer waren über den Verlust sehr traurig.

Nach einigen Jahren starb der Rechtsanwalt, und seine Frau besuchte eine private Sitzung bei Mrs. Hughes. Das Medium gab ihr nicht nur Beweise der Gegenwart ihres "verstorbenen" Gatten, sondern beschrieb auch die Frösche; ihr Mann habe sie mitgebracht, und sie hießen Adam und Eva! Die biblischen Namen stimmten; das Ehepaar hatte sie gemeinsam für ihre ungewöhnlichen Hausgefährten ausgesucht.

Die Art und Weise, in der Stella Hughes den "Eindruck" der Namen empfing, ist besonders bemerkenswert. Sie "sah" eine altmodische Darstellung des ersten Menschenpaares im Paradies!

Mrs. Hughes erzählte mir von Bob, ihrem Collie, den sie auf dem Lande zurücklassen mußte, als sie nach London zog. Bob war ein Champion und hatte viele Preise gewonnen. Eines Tages sagte sie zu ihrem Mann: "Bob ist tot! Er ist erschossen worden: ich kann die Wunde sehen."

Später kam Nachricht, daß Bob seines hohen Alters wegen erschossen worden war, und zwar genau zu dem Zeitpunkt, da das Medium die Vision gehabt hatte!

Auf einer Londoner Veranstaltung beschrieb Mrs. Hughes einer Dame im Auditorium ihren Hund und gab seinen

Namen als Rags an. Die Dame bestätigte Beschreibung und Namen. Als aber Mrs. Hughes fortfuhr, der Hund sei von dem Lieferwagen eines Fleischers überfahren worden, schüttelte die Dame den Kopf.

“Davon weiß ich nichts”, sagte sie. Sie lebte auf dem Lande und war nur auf einen kurzen Besuch in London. Als sie vierzehn Tage später nach Hause zurückkehrte, erfuhr sie von Rags tödlichem Unfall. Er war von dem Lieferwagen eines Metzgers überfahren worden!

Während einer privaten Sitzung mit Mrs. E. M. Williams sagte Mrs. Hughes: “Eine große schwarze Katze sprang eben auf den kleinen Tisch an Ihrer Seite. Mir wird ein Geldstück gezeigt - ein Penny.” Mrs. Williams verstand das Symbol. Sie hatte eine prächtige schwarze Katze besessen, die Penny hieß. Als neugeborenes Kätzchen hatte man ihr den Schwanz abgeschnitten; sie hatte nur einen kleinen Stummel behalten.

“Können Sie den Schwanz der Katze sehen?” fragte Mrs. Williams. “Ja, sie hat einen herrlichen, vollen Schwanz”, antwortete das Medium und fügte erschreckt hinzu: “Mein Gott, jetzt zeigt man mir diesen prächtigen Schwanz - abgeschnitten!”

Abgesehen von zahllosen Hunden und Katzen, hat Mrs. Hughes oft auch ungewöhnlichere Haustiere beschrieben. Eines davon war ein Affe, und sie hatte die Ursache seines “Todes”, eine Verbrennung, angeben können.

Ein anderes Mal sah sie einen Esel und bewies die Identität des Tieres mit dem Hinweis, es sei auf einem Auge blind gewesen!

Mr. R. H. Saunders, ein jetzt verstorbener Schriftsteller mit vielen Erfahrungen auf übersinnlichen Gebieten, erzählte viele interessante Geschichten von Tieren, die auf ihr Fortleben nach dem Tode hinweisen.

In “Psychic News” schrieb er: “Wenn das Medium Blanche Cooper, eine große Tierfreundin, in dem ‘British College oft Psychic Science Séancen hielt, materialisierten sich oft Katzen und Hunde, so daß sie während kurzer Minuten berührt und gestreichelt werden konnten.”

Er erzählte auch von seinem eigenen Collie, der vor fünfzig Jahren gestorben war und sich auf einer Séance materialisierte: “Er bellte freudig zur Begrüßung, als ich ihn beim Namen rief. Ich streichelte ihn und fühlte sein Fell ganz allmählich unter meinen Händen zergehen.”

Einer der Bekannten von Mr. Saunders hatte zwei Vögel besessen, an denen er mit besonderer Liebe hing. Viele Jahre nach dem “Tode” dieser Vögel besuchte ihr ehemaliger Besitzer eine Séance, auf der seine kürzlich verstorbene Tochter zu ihm sprach. “Die beiden Vögel, die wir so liebten, sind hier bei mir, Daddy!” sagte sie.

Auf einer anderen Séance mit dem selben Medium, Mrs. Etta Wriedt, sagte ihr jenseitiger Helfer zu einem der Anwesenden: “Für dich ist ein Pferd hier!” Alles lachte!

“Ihr mögt lachen”, sagte der Geisthelfer, “aber glaubt mir, die auf Erden geliebten Pferde, Hunde, Katzen und alle anderen Haustiere sind hier mit ihren Eigentümern vereint. Oh, wie wenig wißt ihr vom Jenseits!”

“Nur wenige Menschen wissen”, schreibt Mr. Saunders, “daß auf Spaziergängen mit unserem Hund andere, vor Jahren gestorbene Hunde uns begleiten. Das einst geknüpfte Band der Zuneigung ist unzerreißbar.

Nur durch ernsthafte Beschäftigung mit der Welt des Übersinnlichen erhalten wir unumstößliche Beweise eines Fortlebens der Seele nach dem ‘Tode’ - von der Kraft des Geistes, die alles Erschaffene durchströmt! Das Band zwischen uns und unseren ‘geringeren Brüdern' bleibt auch nach dem Tode des geliebten Tieres in voller Kraft gegenseitiger Liebe und Freundschaft bestehen und kann unter günstigen Vorbedingungen zu sichtbaren Manifestationen führen.

Alles Leben geht nach der Auflösung des physischen Körpers in die mannigfaltigen Sphären des Jenseits ein: Menschen in ihre jeweilige Sphäre, Tiere und Vögel in die ihrige."

Es gibt Fälle, die beweisen, daß Tiere auch nach vielen Jahren noch mit Liebe an ihrem Herrn oder ihrer Herrin hängen.

Mrs. A. M. Williams Hund war vor vierzig Jahren "gestorben", aber sie erkannte ihn sofort in der Beschreibung eines Mediums während einer Séance. Sie hatte, obwohl sie nahe am Kamin saß und das Zimmer gut geheizt war, eine unerklärliche Kälte um Füße und Beine verspürt.

Plötzliches Fallen der Temperatur ist ein bekanntes Phänomen, das gewisse übernatürliche Manifestationen stets zu begleiten scheint. Das Medium wandte sich an Mrs. Williams und beschrieb einen schönen großen schwarzen Hund, der zu ihr gekommen sei und seinen Kopf auf ihre Füße gelegt habe. Sie sagte, das Tier habe mit einem Ausdruck tiefster Liebe in den Augen zu ihrem Gesicht aufgeschaut und sich dann zu einem gemütlichen Schläfchen niedergelassen.

Mrs. Williams erkannte ihren Hund nicht nur in der äußeren Beschreibung, sondern auch an seinem Benehmen. Es war typisch für die Art und Weise, in welcher der Hund auf sie - und auf sie allein - reagierte.

Nellie, ein anderer Hund, gab sich seinem Eigentümer nach 48 Jahren zu erkennen! Mr. Gilbert J. Nicholls erkannte Nellie sofort in der Beschreibung eines "weißen

Terriers mit schwarzen Ohren."

Auch wenn eine Séance nicht darauf hinzielt, Beweise für das Weiterleben eines Tieres zu sammeln, werden diese oft ganz ungefragt geliefert.

Mrs. E. M. Franks Hund starb nach 15 Jahren voll Liebe und Anhänglichkeit. Mrs. Franks schreibt: "Auf einer Séance kurz nach dem Tode des Hundes, als der Schmerz über seinen Verlust noch frisch in uns brannte, meldete sich mein Vater. 'Wo ist Togo?' fragte ich ihn. Mein Vater antwortete: 'Der kleine weiße Hund ist bei mir' und fügte hinzu, 'wenn er nicht bei dir weilt.'"

Sie hatte um keinen Beweis gebeten, aber er war ihr gegeben worden, denn der Hund war tatsächlich "klein und weiß" gewesen.

Dieser Hund besucht noch immer seine irdische Heimstätte. Mitglieder der Familie haben ihn gesehen; sie hören ihn bellen und hören oft seine Pfötchen den gekachelten Korridor entlanglaufen. "Manchmal", erzählte Mrs. Franks, "wenn meine jüngste Tochter nach Hause kommt, höre ich ihn lange, bevor irgend jemand von ihrer Ankunft Kenntnis hat, zu ihrer Begrüßung bellen. Wir wissen, daß unser einstmals halbblinder und völlig tauber kleiner Freund wieder im Vollbesitz all' seiner geistigen und körperlichen Kräfte ist!"

Mrs. D. Cash besaß zehn Jahre lang einen Cockerspaniel. Als er "starb", nahm sie mit tiefem Schmerz von dem treuen Freund Abschied. Einige Zeit später, auf einer Séancen in Bournemouth, sagte ihr "toter" Bruder zu ihr:

"Rate, wen ich bei mir habe!" Sie dachte sofort an Vater und Mutter und war daher sehr erstaunt, als ihr Bruder sagte: "Old She."

"Der Hund hieß Sheila", erzählte Mrs. Cash, "wurde aber meist Old She genannt. Das Medium hatte von dieser Tatsache keine Ahnung."

Mrs. Bertha Harris, ein bekanntes Medium, beschrieb Mr. John G. Findlays "verstorbene" Frau und fügte hinzu, sie habe einen großen schwarzen Hund bei sich, der wie ein Collie aussähe. "Ihre Frau sagt", fuhr das Medium fort, "ich habe den braunen Hund, der jetzt bei dir ist, sehr gern, aber Roy war stets mein besonderer Liebling." Zur Zeit der Séance hatte Mr. Findlay einen braunen Hund, er hatte aber viele Jahre lang einen schwarzen Collie besessen.

Mrs. G. Vivian erzählt in der Zeitschrift "Light", wie ihre "verstorbene" Tochter auf Séancen wiederholt darauf bestanden hatte, in ihrer neuen Umgebung Pferde um sich zu haben. Auf Erden hatte dieses Mädchen eine große Liebe für Pferde und viel Verständnis für deren Charakter gezeigt.

Durch verschiedene Medien sagte sie: "Ich habe jetzt ein besonderes Pferd bei mir. Es heißt 'B...' und ist kastanienbraun, mit weißer Stirn. Ich ritt es auf Erden, als ich ungefähr zehn Jahre alt war."

Mrs. Vivian erinnerte sich nicht mehr an ein solches Pferd, aber der ehemalige Reitlehrer ihrer Tochter bestätigte die Angaben. Das Mädchen hatte als Kind oft ein Pferd namens Bridget geritten, auf das die Beschreibung genau zutraf. Das Tier starb einige Jahre nach dem "Tode" des jungen Mädchens.

Bei anderer Gelegenheit beschrieb die Tochter ihrer Mutter einen Garten im Jenseits und fügte hinzu: "Und sage Daddy, es sind Vögel hier!" Das "verstorbene" Mädchen wußte, es würde seinen Vater interessieren. Er liebte Vögel und hatte in seinen Kindern stets das

Interesse für die Vogelwelt gefördert.

Das selbe im Jenseits lebende Mädchen lieferte noch einen weiteren Beweis. Es sagte seiner Mutter, es habe Jock, den Hund einer Schulfreundin, bei sich. Es gab eine Beschreibung des Hundes und auch des Hauses, in welchem er auf Erden gelebt hatte.

Mrs. Vivian wußte nichts von Jock. Erst ein Jahr später traf sie die ehemalige Herrin des Hundes, die alle aus dem Jenseits gelieferten Beweise bestätigte!

Sie kommen alle wieder

Mrs. Florence Kingstone ist nicht nur eine große Tierfreundin, sondern auch ein ausgezeichnetes Medium. W. T. Stead, ein Journalist und Sozialreformer, gründete das "Stead Bureau“, wo Mrs. Kingstone Séancen hielt. Diese Séancen waren ausschließlich "zurückkehrenden“ Tieren gewidmet.

So viele Menschen waren daran interessiert, das Schicksal geliebter Tiere nach ihrem "Tode“ zu erfahren, daß sich Mrs. Kingstone die besondere Aufgabe stellte, die fortdauernde Existenz "toter“ Tiere zu beweisen.

Auf einer dieser Séancen sah Mrs. Kingstone eine große Anzahl von Tieren, die sich alle um die selbe Dame gruppierten. Sie war erstaunt, so viele Tiere um diesen einen Menschen herum zu sehen. Die Dame erklärte, sie sei Tierärztin!

Sie erkannte unter den von dem Medium beschriebenen Tieren ihren eigenen geliebten Hund. Mrs. Kingstone hatte dieses Tier nicht nur aus all' den anderen besonders herausgegriffen, sondern hatte auch seine Todesart beschrieben. Es war von einem Förster versehentlich erschossen worden.

Auf einer anderen Tierséance sah Mrs. Kingstone zwei Dackel und beschrieb sie der Eigentümerin. Sie sagte, sie sehe außer den beiden Hunden auch einen großen geflochtenen Korb mit einem Öltuch verdeckt. Er sehe wie eine Art Hundehütte aus, sie habe aber nie zuvor einen derartigen Hundekorb gesehen.

"Oh“, sagte die Dame. "Ich verstehe; Sie haben den Korb beschrieben, in welchem die beiden Hunde dreimal nach Südafrika und zurück reisten.“

Als eine junge Frau einmal zu einer privaten Sitzung zu ihr kam, sah Mrs. Kingstone die ätherische Gestalt eines Hundes zur gleichen Zeit mit in das Zimmer kommen. "Sorgen Sie sich um Ihren Hund?“ fragte das Medium. Die junge Dame zuckte nur mit den Achseln und gab keine Antwort.

Mrs. Kingstone begann die Séance und fiel in Trance. Erst zum Schluß der Séance, als das Medium wieder zu normalem Bewußtsein zurückgekehrt war, erzählte ihre Besucherin, der jenseitige Geisthelfer habe ihr einwandfreie Beweise in Bezug auf ihren Hund geliefert. Er habe ihn genau beschrieben und gesagt, der Hund sei erst in dieser Woche "gestorben“. Alle seine Angaben hätten genau gestimmt.

Für eines ihrer Erlebnisse findet Mrs. Kingstone selbst keine endgültige Erklärung. Ob sie bei dieser Gelegenheit ein Ereignis hellsehend wahrnahm, das unwiderruflich bevorstand, oder ob ihr die Vision als Warnung des nahen Todes eines Hundes gegeben wurde, bleibt eine unbeantwortete Frage.

Sie hatte ihren kleinen Spitz Vic in einem Zimmer gelassen, während sie in einem anderen Teil des Hauses beschäftigt war. Plötzlich sah sie die ätherische Gestalt des Tieres vor ihren Augen in der Luft schweben. Erschrocken eilte sie in das Zimmer zurück, fand aber den Hund vollkommen gesund und munter vor. Er begrüßte sie in seiner gewohnten, überschwenglichen und liebevollen Art.

Vier Tage später starb Vic an einem plötzlichen Herzanfall.

Eine unbekannte Dame schrieb Mrs. Kingstone aus Blackburn. In ihrem Brief erzählte sie, sie habe in "Psychic News“ von den Tier-Séancen gelesen.

"Ich leide sehr unter dem Verlust meines Hundes. Es ist jetzt beinahe ein Jahr, seit er starb, aber mein Schmerz will nicht nachlassen. Können Sie mir Trost bringen? Können Sie mir die Sicherheit geben, daß mein Hund weiterlebt? Manchmal ist mir, als sei er bei mir, aber das kann auch pure Einbildung sein... Ich muß gestehen, daß ich sehr wenig von übersinnlichen Dingen weiß ... Ich sehne mich so sehr nach meinem Hund."

Mrs. Kingstone ist stets bereit, einem trauernden Tierliebhaber Hilfe und Trost zu bringen. Sie konzentrierte sich auf den Brief, und ihr hellsichtiger Sinn schaltete sich ein. Sie sah die Erscheinung eines blauäugigen bärtigen Mannes. Er gab seinen Namen, William, und das Datum seines "Todes" an.

Er hatte einen Hund mit verbundener Pfote bei sich. Das Medium konnte von dem Namen des Hundes nur den ersten Buchstaben "R" aufnehmen.

In ihrer Antwort an die Dame in Blackburn beschrieb Mrs. Kingstone die empfangenen Eindrücke und erhielt eine begeisterte Bestätigung. William war der Vater der Dame. Die Beschreibung seiner Erscheinung und das Datum seines Todes stimmten. Der Hund hieß Rex und hatte oft an Bläschen zwischen den Zehen einer Pfote gelitten. Aus diesem Grunde war die Pfote dann verbunden gewesen.

Einem trauernden Menschenherzen war Trost und die Sicherheit eines Fortlebens geliebter Tiere nach dem "Tode" gegeben worden - durch ein Medium, das die Trostsuchende nie persönlich gesehen hatte!

Freundschaften zwischen Menschen und Hunden oder Menschen und Katzen sind nichts Außergewöhnliches, aber eine Kuh ist schon ein seltenerer "Kamerad"!

Mrs. Elizabeth Sillman lebte einige Jahre mit ihrer Familie auf einer australischen Farm. Sie und die Kinder schlossen Freundschaft mit einer recht betagten Kuh namens Darkie. Es war eine gegenseitige Liebe. Gutmütig und stets geduldig ließ Darkie die Kleinen auf ihrem Rücken herumklettern und duldete alle ihre Späße und Spiele.

Vom Standpunkt der Farm aus gesehen war Darkie nur eine Belastung, und wenn Futter knapp wurde, hing ihr Schicksal oft an einem Faden. Aber jedes mal, wenn eine Krise drohte, begannen die Kinder bei der bloßen Andeutung einer möglichen Entfernung Darkies so zu heulen, daß ihre gutmütige Freundin immer wieder verschont und als Spielkamerad der Kinder bei der Familie blieb.

Abgesehen von der Kuh, schloß sich auch noch der Hund eines Nachbarn dieser tierliebenden Familie an. Spot, ein weißer Hund mit schwarzer Markierung auf dem Rücken, liebte seine Adoptiv-Familie so innig, daß er seinem rechtmäßigen Eigentümer davonlief, als dieser aus der Gegend fortzog. In glühender Hitze lief Spot 55 Meilen zu dem Farmhaus und den Kindern zurück. Sie fanden ihn eines Morgens hungrig, lahm und völlig erschöpft vor ihrer Tür.

Als Mrs. Sillman Australien verließ und mit ihrer Familie nach England zurückkehrte, ereilte Darkie ihr lang hinausgeschobenes Schicksal, und Spot wurde zu seinem ursprünglichen Besitzer zurückgeschickt.

Ein Jahr später besuchte Mrs. Sillman in England eine spiritualistische Kirche. Sie war damals noch völlig fremd in der Gegend. Niemand kannte sie auch nur beim Namen. Trotzdem gab ihr ein Medium bei ihrem ersten Besuch eine genaue Beschreibung Darkies mit charakteristischen Zügen ihres Temperaments und ihrer Gewohnheiten. Es erwähnte auch einen weißen Hund mit schwarzer Markierung auf dem Rücken, der versuche, ihre Aufmerksamkeit zu erwecken.

Mrs. Sillman dachte an alle Hunde, die sie je besessen hatte, konnte sich aber an keinen erinnern, auf den die Beschreibung gepaßt hätte. Spot, der nicht ihr Hund gewesen war, fiel ihr im Augenblick nicht ein. Mit der nächsten Post aber erhielt sie Nachricht aus Australien, Spot sei überfahren und getötet worden. Es stellte sich heraus, daß Spot zu der Zeit, da das Medium in England den "weißen Hund mit schwarzer Markierung auf dem Rücken“ beschrieb, "gestorben“ war!

Vor Jahren war er in glühender Hitze zu der Familie zurückgelaufen, die er mehr liebte als seine rechtmäßigen Besitzer. Dieses Mal hatte er die Reise aus einer anderen Welt angetreten, um sich der Herrin zu zeigen, die ihn stets liebevoll aufgenommen hatte. Menschlichen Gesetzen nach war er nicht "ihr“ Eigentum, aber die Liebe eines kleinen Hundes nimmt auf solche Nichtigkeiten keine Rücksicht!

Old Bob war ein anderer Hund, der zu einem Menschen zurückkehrte, dem er zwar nicht gehörte, den er aber liebte. Miss K. Donning hatte ihn eines Morgens vor ihrer Haustüre gefunden und bei sich aufgenommen, bis er seinem rechtmäßigen Eigentümer zurückgegeben werden konnte. Kurze Zeit danach starb Old Bob.

Als Miss Donning später eine Séance besuchte, sagte das Medium zu ihr: "Ich sehe einen großen zotteligen braunen Hund an Ihrer Seite. Er schaut mit Liebe und Dankbarkeit in den Augen zu Ihnen auf.“ Miss Donning erklärte, sie erinnere sich nicht, je einen solchen Hund besessen zu haben. Als aber das Medium seinen Namen Old Bob angab, entsann sie sich des Hundes, den sie bei sich aufgenommen hatte.

Old Bob war zurückgekehrt, um seinen Dank auszudrücken. Und das Medium hatte ihn genau beschrieben.

Manchmal, wenn es scheint, als beschreibe ein Medium eine Erscheinung falsch oder ungenau, liegt der Fehler an dem Empfänger der Auskunft. Unser Gedächtnis läßt uns oft im Stich. Es ist nicht immer leicht, sich sofort an Ereignisse zu erinnern, die vor langer Zeit stattfanden. Später, wenn man Zeit zum Nachdenken gehabt hat, stellt sich oft heraus, daß die Angaben des Mediums korrekt waren.

Einer Dame wurde einmal ein schwarz-weißer Cockerspaniel beschrieben, der vor seinem Tode an Paralyse gelitten habe. Diese Dame hatte vor kurzer Zeit ihren Hund töten lassen müssen, weil ein Autounfall ihn in einen unheilbaren, nervösen Zustand versetzt hatte. Sie sagte dem Medium, es müsse sich in der Rasse irren, ihr Hund sei ein schwarz-beiger Lakelandterrier gewesen.

Später fiel der Dame ein, daß sie tatsächlich vor 30 Jahren einen schwarz-weißen Spaniel besessen hatte, der an Paralyse litt und den sie damals vom Tierarzt schmerzlos einschläfern ließ.

Mrs. Margaret A. Tucker erhielt durch das schottische Medium Jack McKay einen verblüffenden Beweis der fortdauernden Existenz ihres "toten“ Hundes.

Jack McKay sagte ihr, er sähe einen Hund: "Ich habe diese Rasse oft gesehen, kann Ihnen aber den Namen nicht nennen, weil ich von Hunden so gut wie nichts weiß. Der Hund ist mehr lang als hoch und hat ein schwarz-weißes Fell, aber ich glaube, Sie würden die Farbe anders bezeichnen. Eine seiner Vorderpfoten trägt einen dicken Verband, und hier und hier" - das Medium zeigte auf seine Brust und Schultern - "sind weitere, kreuzweise gewickelte Verbände. Wieviel Liebe dieser Hund Ihnen entgegenbringt!"

Mrs. Tucker erzählte einem "Psychic News"-Reporter, daß ihr wunderschöner schwarz- und silberfarbiger Cockerspaniel neun Jahre vor seinem "Tode" im Wald in ein tiefes Loch gefallen sei und eine Vorderpfote und seine Schulter gebrochen habe.

Um die starken Anschwellungen erst zurückgehen zu lassen, wurde das Tier für einige Stunden durch Einspritzungen betäubt. Später, als der Tierarzt die Brüche einrenkte und schiente, gab ihm seine Herrin die Narkose. Als die Knochen geheilt waren, nahm sie dem Hund im Beisein des Tierarztes die Verbände ab.

Als der Hund seine geheilte Pfote sah, wimmerte er vor Freude und hielt sie Mrs. Tucker zur Besichtigung hin. "Wie sehr der Hund Sie liebt!" bemerkte der Tierarzt.

Beinahe die selben Worte sprach das Medium viele Jahre später, als es den Hund beschrieb, der aus dem Jenseits zurückkehrte und bewies, daß nicht nur das Leben, sondern auch die Liebe jenseits des Grabes fortbesteht!

Mrs. Maud Coles erhielt auf einer öffentlichen Veranstaltung genaue Details über Farbe und Markierung ihres "toten" Hundes. Das Medium beschrieb ihn als "einen kleinen, schwarz-weißen Hund mit zwei schwarzen Flecken auf dem Rücken und einem schwarz und beigen Kopf". Er belle laut vor Begeisterung und zupfe am Kleid des Mediums, als wolle er es näher zu seiner Besitzerin hinziehen. "Der Hund zeigt mir deutlich, wie froh er ist, von seinen Schmerzen befreit zu sein."

Mrs. Coles war über diesen letzten Satz besonders erfreut, denn der Hund hatte vor seinem "Tode“ sehr gelitten. Der Verlust des Hundes hatte Mrs. Coles tief geschmerzt, aber die Beweise seines Fortlebens gaben ihr Trost und Zuversicht. Ihr Mann war ein großer Skeptiker, doch Mrs. Coles sagte: "Als ich ihm erzählte, wie genau das Medium den Hund beschrieben hatte, war er doch sehr erstaunt und beeindruckt.“

Harold Sharp, ein besonders tierliebendes Medium, sagt: "Es zeigen sich mir im Laufe meiner mediumistischen Tätigkeit genauso viele ‘tote’ Tiere wie Menschen.“

Er hatte einige Jahre lang einen blauen Mangaby-Affen besessen, an dem er sehr hing. Das Tier, das nun schon lange "tot“ ist, besucht noch immer ab und zu seinen ehemaligen Herrn und zeigt immer noch die selben charakteristischen Eigenschaften. Es ist eitel und läßt sich gern bewundern. Wenn ein anderes Medium Harold Sharp eine Séance gibt, ruht der Affe nicht, bis er seinem Herrn beschrieben wird.

Er machte sich sehr bald nach seinem "Tode“ bemerkbar. Seine ätherische Gestalt erschien auf einer Séance und sprang von Stuhl zu Stuhl. Kissen wurden auf den Boden geschleudert, und ein Bild fiel von der Wand, bevor sich der Affe zufriedengab und sicher war, genug Unordnung geschaffen zu haben, um seine Gegenwart zu beweisen und zu zeigen, er sei noch immer das schelmische, eitle und liebenswerte Tier wie in seinen Erdentagen.

Verschiedene Medien haben Harold Sharps "verstorbene“ Mutter beschrieben, die nicht nur überzeugende Beweise ihrer eigenen Identität, sondern auch vieler von ihr auf Erden geliebter Tiere lieferte. Mrs. E. M. Neville sagte ihm während einer Séance: "Ich sehe einen großen, schattenspendenden Baum. An einem seiner Äste hängt eine

Schaukel. Unter dem Baum sitzt eine Dame in einem Korbstuhl und häkelt. Wie sehr sie Tiere geliebt haben muß! Zwei Hunde sind bei ihr - nein, drei - und viele Katzen. Ich sehe ein Lamm und - nein, das ist zu unwahrscheinlich - doch, es ist tatsächlich ein Schwein! Es scheint ein höchst intelligentes Tier zu sein. Es läuft grunzend auf mich zu!“

Die Vision des Mediums hatte ein Bild aus der Jugend von Harold Sharp hervorgezaubert und ihm seine Mutter in ihrer altgewohnten Umgebung gezeigt. "Wie oft saß meine Mutter unter dem alten Nußbaum und häkelte, während ich auf der Schaukel saß und ihr vorlas“, sagte er.

"Wir hatten jahrelang ein zahmes Schwein, das wie ein Mitglied der Familie mit uns lebte. Es war bei seiner Geburt verletzt worden, und meine Mutter hatte es aus dem gierigen, quietschenden Wurf herausgelesen und ihm eine mit Heu ausgestattete Kiste in der Küche zugewiesen. Sie fütterte das kleine Tier regelmäßig mit Hilfe einer Babyflasche. Es wuchs auf und heftete sich mit rührender Anhänglichkeit an die Fersen meiner Mutter. Überall hin begleitete es sie und war auch auf ihren Gängen durch das Dorf an ihrer Seite. Grunzend wie eine richtige kleine Klatschbase lief es neben ihr her. Niemand hatte je das Herz, Wiggie zum Schlächter zu schicken, und so blieb das Schwein viele Jahre als Liebling der Familie bei uns.“

Das Medium hatte Harold Sharp nicht nur die übrigen, üblicheren Haustiere beschrieben, die um seine Mutter waren, sondern bewiesen, daß auch dieser ausgefallene Liebling in einer neuen Existenzform weiterlebt.

"Meine Mutter war von Natur aus eine so ausgesprochene Tierliebhaberin, daß alle Tiere, wo sie auch hinkam, wie von einem Magneten angezogen ihr zuliefen."

Oft und von den verschiedensten Medien wurde Harold Sharp gesagt, seine Mutter sei jetzt in der Tiersphäre tätig, besonders unter den plötzlich in das Jenseits beförderten, geschlachteten Tieren. Ihre Aufgabe bestünde darin, die angsterfüllten, erschreckten Tiere bei ihrem Erwachen in einer neuen Daseinsform zu beruhigen.

Durch seine mediale Gabe konnte Harold Sharp das Gewissen einer Tochter beruhigen, die sich schuldig glaubte, ein ihrer Mutter gegebenes Versprechen nicht gehalten zu haben. Unfähig, nachts zu schlafen, quälte sie sich mit Vorwürfen. Schließlich beschloß sie, bei einem Medium Rat und Hilfe zu suchen. Sie ging zu Harold Sharp.

Während das Medium im Trancezustand war, beschrieb sein jenseitiger Helfer eine Frau, in welcher die Tochter sofort ihre Mutter erkannte. "Sie sagt, sie sei dir dankbar, daß du ihr Tips hinübergeschickt hast."

Vor dem Tode ihrer Mutter hatte die Tochter versprochen, stets für Tips, die geliebte Katze der Mutter, zu sorgen. Tips aber erkrankte kurze Zeit nach dem "Tode" ihrer Herrin. Der Tierarzt konnte der Katze, die schwer litt, nicht helfen und riet, das Tier schmerzlos einzuschläfern und so von seinen Qualen zu erlösen. Die Tochter folgte dem Rat, wurde aber später von Gewissensbissen gequält. Hatte sie ihr Versprechen gebrochen und es an Liebe und Fürsorge dem Tier gegenüber fehlen lassen? Die Worte ihrer "toten" Mutter beruhigten sie nicht nur, sie gaben ihr auch die tröstende Sicherheit, daß Tips weiterlebt und wieder mit ihrer geliebten Herrin vereint ist.

Auf einem Besuch in Rußland lernte Harold Sharp einen jungen Ingenieur mit sehr ausgeprägten übersinnlichen Gaben kennen. Von dem großen, gelben Hund des Russen begleitet, machten die beiden oft Ausflüge in weite, einsame Gegenden. Eines Tages, als sie im Laufe einer langen Radtour im Schatten eines Baumes ausruhten, sah Mr. Sharp einen zweiten Hund fröhlich mit dem seines Freundes spielen. Da sie weit von jeder menschlichen Behausung entfernt waren, wunderte sich Mr. Sharp über das plötzliche Erscheinen des fremden Tieres. "Wo kommt denn der andere Hund her?", fragte er seinen Begleiter.

Der Mann schaute auf und traute seinen Augen nicht. Mit fragender, unsicherer Stimme rief er das Tier. Der Hund lief mit allen Anzeichen der Freude auf ihn zu. "Aber als mein Freund die Hand ausstreckte und ihn streicheln wollte, verschwand der Hund so plötzlich, wie er erschienen war", erzählte Harold Sharp.

Als sich sein Kamerad von seinem Erstaunen erholt hatte, erzählte er, der Vater seines jetzigen Hundes sei vor zwei Jahren überfahren und getötet worden. Kein Wunder, daß der Mann über das plötzliche und unerklärliche Erscheinen dieses "toten" Hundes mehr als erstaunt war!

"Ich frage mich noch immer", sagte Harold Sharp, "ob dies tatsächlich ein Fall spontaner physischer Materialisation war, oder ob zwei medial begabte Menschen zu gleicher Zeit auf die selbe, übernormale Wellenlänge "einschalteten" und so die ätherische Form des Hundes zu gleicher Zeit wahrnehmen konnten."

Unter anderem erzählte mir Harold Sharp auch die rührende Geschichte Dandys, des Hundes von Mr. und Mrs. Baldwin. Dandy war ein lieber, alter Kamerad der Familie und ein geachtetes Mitglied des Haushaltes. Annie, das Hausmädchen, hing mit besonderer Liebe an Dandy. Pünktlich um 9 Uhr abends erhob sich der Hund von seinem Plätzchen im Wohnzimmer und ging in die Küche, wo Annie ihm seine Abendmahlzeit reichte.

Der Hund wußte aber genau, wann Annie Ausgang hatte. An solchen Abenden trabte er um 9 Uhr in die Küche, holte seinen leeren Blechnapf und erschien, den Napf im Maul haltend, wieder im Wohnzimmer, um seinen Herrn und seine Herrin daran zu erinnern, sie seien nun an der Reihe, ihn zu füttern!

Diesen Trick hatte sich Dandy ganz allein ausgedacht, und er wurde dafür natürlich von allen Gästen des Hauses gründlich bewundert, bestaunt und belohnt. Dandy sonnte sich in ihrem Applaus!

Die Jahre vergingen, und Dandy wurde alt und gebrechlich. Da er aber jedes Eckchen in Haus und Garten kannte, störten ihn weder Alter noch schlechtes Sehen. Er freute sich noch immer seines Lebens und all der Liebe, die freundliche Menschen auf sein weises, altes Haupt häuften.

Mr. Baldwin erkrankte, und sein Arzt riet ihm, London zu verlassen. Es wurde beschlossen, daß er in den Norden Englands, aus dem Mr. Baldwin stammte, zurückkehrte. Zu gleicher Zeit verschlimmerte sich Dandys zunehmende Blindheit. Der Tierarzt riet, den alten Hund durch eine Spritze sanft einschlafen zu lassen.

Mr. und Mrs. Baldwin waren sich bewußt, daß ein so alter und kranker Hund in einer ihm völlig unbekannten neuen Umgebung unglücklich sein würde und stimmten der Ansicht des Tierarztes zu. Trotzdem fiel ihnen der Entschluß sehr schwer.

Annie, das Hausmädchen, hatte inzwischen eine neue Stellung angenommen, besuchte aber noch immer ihre früheren Arbeitgeber und ihren alten Freund Dandy.

Der Tag der Abreise von London rückte näher. "Du mußt heute wirklich mit dem Tierarzt sprechen und Vorkehrungen für Dandys Ende treffen", sagte Mrs. Baldwin zu ihrem Mann. Er antwortete, Annie käme doch heute zu Besuch und würde sich sicher von Dandy verabschieden wollen. Es hätte noch bis zum nächsten Morgen Zeit.

Am Nachmittag kam Annie zu Besuch und machte mit Dandy einen Rundgang durch all seine Lieblingswege. Dann bettete sie ihn in sein Körbchen, nahm liebevollen Abschied von ihm und ging in das Wohnzimmer zu Mr. und Mrs. Baldwin. Sie erzählte ihnen, der Hund habe sich heute ganz besonders über ihren Besuch gefreut. Sie blieb noch ein wenig und sprach von ihrer neuen Stellung. Bevor sie das Haus verließ, öffnete sie noch einmal die Küchentüre und flüsterte: "Gute Nacht, Dandy."

Später wollte Mr. Baldwin Dandy zu seinem gewohnten Abendspaziergang holen. Als er in die Küche kam und "Dandy" rief, rührte sich der Hund nicht. Still lag er in seinem Körbchen. Die Hilfe des Tierarztes war nicht mehr nötig. Dandy war in das Jenseits hinübergeschlummert.

Am nächsten Abend kam Harold Sharp zu Besuch. Die Baldwins erzählten ihm nichts von Dandys Tod. Sie saßen im Wohnzimmer und plauderten, als plötzlich um 9 Uhr die Türe aufsprang. Mr. Sharp schaute auf und sagte: "Hallo, Dandy!"

Der Hund stand auf der Türschwelle, seinen Blechnapf im Maul, und wartete auf den Applaus!

Harold Sharp, der ja von dem "Tode" des Hundes nichts wußte, sah ihn so deutlich, daß er die ätherische Gestalt des Tieres für den lebenden physischen Körper hielt.

Später, aber noch an dem selben Abend, wurde eine Séance gehalten, und der Geisthelfer Harold Sharps sprach durch den Mund seines Mediums. Er erzählte von Dandys Übergang in die andere Welt. Als Annie zum letzten Male die Küchentüre geöffnet und "Gute Nacht, Dandy“ geflüstert hatte, war die Seele des Hundes dem physischen Körper schon entflohen. In seiner neuen, Annies Augen unsichtbaren Lebensform, sei er ihr freudig entgegengesprungen und habe sie ein Stück ihres Weges begleitet.

Zwischen Harold Sharp und Dandy hatte stets ein starkes Band der Liebe bestanden. Kein Wunder, daß sich der Hund seinem medial begabten Freund noch oft klar und deutlich zeigt. "Dandy lebt“, bestätigt Harold Sharp, "glücklich, von den Banden des physischen Körpers befreit zu sein.“

Photographische Beweise

Auf Hunderten von Photographien, die das Medium William Hope aufnahm, erschienen sogenannte "Extras". Das heißt, neben den aufgenommenen lebenden Menschen waren auch "verstorbene" Angehörige und Freunde deutlich erkennbar. Seine Partnerin war Mrs. A. Buxton, deren mediale Gaben die seinen unterstützten.

Eines Tages versammelten sich verschiedene Mitglieder der Familie Buxton in William Hopes Studio in der Hoffnung, auf dem entwickelten Gruppenbild auch den kürzlich "verstorbenen" Vater Mrs. Buxtons zu finden.

Das Medium machte die Aufnahme, aber an Stelle des erwarteten menschlichen Angehörigen zeigte sich auf der photographischen Platte das "Extra" eines Terriers! Mrs. Buxtons Freude, in dem Tier ihre geliebte "tote" Hündin Floss zu erkennen, entschädigte sie fast für ihre Enttäuschung über die fehlende Erscheinung ihres Vaters.

Hatte Floss Sinn für Humor? Es scheint beinahe so, denn sie erschien klar und deutlich auf dem Schoß von Mrs. Buxtons Schwester Amy, die eine unüberwindliche Abneigung gegen Tiere hatte!

Amy war dieser Aversion gegenüber vollkommen machtlos. Aus irgendwelchen psychologischen Gründen, die ihr selbst nicht klar waren, flößten ihr Tiere ein solches Grauen ein, daß sie ihre Gegenwart einfach nicht ertragen konnte, und so wurde die arme Floss bei jedem Besuch Amys in ein anderes Zimmer verbannt.

Warum nun Floss ausgerechnet Amys Schoß als Erscheinungspunkt wählte, weiß ich nicht. Wollte sie vielleicht andeuten, daß sie Amys menschliche Schwäche verstand und ihr ob der vielen Male, die sie ihretwegen "verbannt" worden war, nicht grollte?

Eine Dame, die versuchte, durch Mr. Hope das "Extra" eines "verstorbenen" Verwandten zu erhalten, war höchst erstaunt, auf der entwickelten Photographie das Bildnis einer Katze zu finden.

Die Katze, ein Liebling der Familie, war erst vor einer Woche "gestorben". Die Photographie ist von besonderem Interesse und einmalig in ihrer Art. Abgesehen von dem "Extra" des Tieres, erschienen auf dem Bilde die Worte: "Liebe Eltern", von dem im Jenseits lebenden Kind der Dame geschrieben. Das Kind hatte die Katze in seine Obhut genommen. Eine lange Mitteilung, in klarer, winziger Schrift von Bewohnern des Jenseits übermittelt, ist deutlich zu sehen.

"Psychic Science" erzählt, wie sich Mr. und Mrs. Buxton vor ihrem Wohnwagen am Strand von Exmouth von Mr. Hope photographieren ließen. Auf dem entwickelten Bild erschienen zwei "Extras": der "verstorbene" Sohn Buxtons und sein "totes" Pony Tommy. Die beiden waren auf Erden unzertrennliche Freunde gewesen. Die Zeitschrift beweist mit vergleichenden Bildern die Identität des Ponys.

Mrs. A. E. Deane, ein anderes "photographisches" Medium, machte im Stead Bureau Aufnahmen. Mrs. Garling Drury und eine Bekannte kamen zu einer Séance zu ihr und ließen sich getrennt von ihr aufnehmen. Auf Mrs. Drurys Bild erschien ihr kürzlich "verstorbener" Lieblingshund. Die Photographie ist für eine Reproduktion nicht klar genug, ich habe sie aber persönlich mit einem zu Lebzeiten des Hundes aufgenommenen Bild verglichen und kann bezeugen, daß es tatsächlich das selbe Tier ist. Auch Mrs. Drurys Bekannte wurde nicht enttäuscht.

Auf ihrem Bild ist die "verstorbene“ Mutter der Dame zu sehen.

Manchmal erscheinen "Extras“ auch auf gewöhnlichen Amateurphotographien, und oft hat der Photographierende selbst keine Ahnung, daß er die besondere Fähigkeit besitzt, dieses Phänomen hervorzurufen.

Als Mrs. Filson mit einem gewöhnlichen Film Aufnahmen von Lady Hehir und ihrem irischen Wolfshund machte, erwartete sie keinerlei übernormale Resultate. Als aber der Film entwickelt worden war, zeigte sich auf einer der Photographien das "Extra“ Kathals, eines jungen Cairnterriers, der seine kurzen Erdentage in der Obhut Lady Hehirs verlebt hatte. Er war in ihren Armen "gestorben“.

Major T. R. Moore berichtete über diesen Fall dem British College of Psychic Science und erzählte, der kleine Cairnterrier sei zu Lebzeiten der stete Kamerad Taras, eines irischen Wolfshundes, gewesen. Er schreibt: "Der kleine Terrier hatte die Angewohnheit, dicht an seinen Freund geschmiegt zu liegen; genau in der selben Stellung wie auf dem Bild, nur mit dem Unterschied, daß der große Hund auf der Photographie nicht liegt, sondern steht. Der Hundezüchter und andere haben Kathal sofort erkannt, ohne daß ihnen irgendwelche besonderen Anhaltspunkte gegeben wurden. Lady Hehir ließ eine Vergrößerung der Aufnahme machen, auf der die Einzelheiten besser hervortreten. Mit einem Vergrößerungsglas sind die Nasenlöcher und die feinen Härchen an den Ohren des Cairnterriers deutlich zu sehen.“

Interessant ist, daß der Rücken Taras auf der Photographie viel gerader erscheint, als er in Wirklichkeit ist. Es ist keine durch Licht und Schatten hervorgerufene optische Täuschung.

Lady Hehir berichtet in "Psychic Science", Mrs. Filson habe einen neuen Film in die Kamera eingelegt, bevor sie die Aufnahme machte. Von vier bei dieser Gelegenheit aufgenommenen Bildern habe nur eines das "Extra" gezeigt. Die übrigen seien normale Photographien, die die natürliche Senkung in Taras Rücken getreulich wiedergeben.

Während Kathals kurzen Erdenlebens spielten, schliefen und fraßen die beiden Tiere stets zusammen. Lady Hehir schreibt: "Der Ort zwischen den Felsen, wo die Aufnahme gemacht wurde, war ein Lieblingsplatz der Hunde. Dort tummelten sie sich an Sommerabenden. Der kleine Cairnterrier hatte seinen eigenen, bestimmten Charakter, und wir liebten ihn sehr."

Die Aufnahme des Wolfshundes erschien ursprünglich in "Psychic Science" mit dem Vermerk, daß, abgesehen von der Glaubwürdigkeit aller Beteiligten, eine doppelte Belichtung einer mit gewöhnlichem Film gemachten Aufnahme beinahe eine Unmöglichkeit sei. Bei sorgfältiger fachmännischer Untersuchung des Filmes seien keinerlei Zeichen doppelter Belichtung zu finden gewesen. Der Hintergrund der Figuren sei nicht geeignet, eine imaginäre Ähnlichkeit vorzuspiegeln, und die Aufnahme sei, wie die Schatten zeigen, in vollem Sonnenlicht gemacht worden.

"Psychic Science" zeigt vergleichsweise auch eine Photographie Taras, auf der die natürliche Linie ihres Rükkens zu sehen ist, und eine Aufnahme Lady Hehirs mit dem Cairnterrier im Arm.

Ich habe keine Erklärung für den unnatürlich geraden Rücken Taras auf der Photographie mit dem "Extra". Vielleicht ist die Verdickung des Rückens durch Ektoplasma, das zum Aufbau solcher Erscheinungen benötigt wird, hervorgerufen. Meistens sind "Extras“ von deutlich sichtbarem Ektoplasma umgeben.

Lady Hehir erzählt von ihrer Liebe zu dem kleinen "toten“ Cairnterrier. "Ich bin sicher“, sagte sie, "daß er oft bei uns im Zimmer ist, wenn ich Tara in leisen Lauten zu einem Wesen sprechen höre, das meinen Augen verborgen bleibt - das sie aber vermutlich sehen kann.“

Mrs. T. W. Moore hatte einen weißen Terrier unbestimmter Rasse mit dunkler Markierung auf dem Kopf. Während seines Erdenlebens hatte dieser im Garten sein besonderes Lieblingsplätzchen gehabt. Dort, vor einer in den Garten führenden Fenstertür des Wohnzimmers, pflegte er stundenlang in zufriedenem Schlaf zu liegen.

Einige Monate nach dem Tod des Hundes machte Mrs. Moore verschiedene Aufnahmen ihres Gartens. Als der Film entwickelt war, zeigte das Bild mit der Wohnzimmertüre ein "Extra“. Es war Chris, der "tote“ Hund, der auf seinem altgewohnten Platz im Garten lag!

Leider ist dieses "Extra“ für eine Reproduktion nicht scharf genug, aber ich habe die Photographie untersucht und mit einem Bild von Chris aus seinen Erdentagen verglichen und bin überzeugt, daß er es ist. Die selbe dunkle Markierung auf dem Kopf des Hundes ist auf beiden Photographien zu sehen.

Nicht nur in Séance-Räumen...

Nicht nur im Séance-Raum oder in übersinnlichen Experimenten ist es "toten" Tieren gelungen, sich in ihrer neuen Lebensform zu zeigen.

Mrs. Gladys Osborne Leonards erhielt durch ihre erstaunlichen medialen Gaben einzigartige Beweise einer fortdauernden Existenz "toter" Tiere.

In ihrem Buch "The Last Crossing" (Letzter Übergang) erzählt sie, wie ihr "verstorbener" Mann ihren "toten" Hund zu ihr brachte.

Sie schreibt: "Viele Jahre lang besaßen mein Mann und ich eine höchst intelligente, herrische und streitsüchtige, ungehorsame und innig geliebte kleine Pekinesenhündin. Paßt diese Beschreibung nicht haargenau auf die meisten Angehörigen dieser Hunderasse? Vor elf Jahren "starb" sie - vierzehn Jahre alt. Wir hatten ihr trotz ihres weiblichen Geschlechts den männlichen Namen Ching gegeben.

Vor einigen Wochen erwachte ich nachts aus tiefem Schlaf und fühlte, wie sich etwas auf meiner Bettdecke dicht an meiner rechten Schulter bewegte. Ich lag auf meiner linken Seite, das Gesicht halb in die Kissen gepreßt. Das "Etwas" auf meinem Bett tapste und kratzte an meiner Schulter herum. Es erschreckte mich zunächst - die Berührung war so ausgesprochen körperlich.

Ich rief mir ins Bewußtsein, daß nichts Böses uns nahekommen kann, solange wir uns der allmächtigen Kraft des Guten bewußt bleiben, und nahm mich zusammen. Ich versuchte, meinen linken Arm, auf dem ich zur Hälfte lag, unter der Bettdecke hervorzuziehen, um mit der linken Hand dieses 'Etwas' an meiner rechten Schulter zu berühren. Bei diesem Versuch merkte ich, daß ich mich im Zustand einer leichten Muskelstarre befand, was mir nicht fremd war.

Das Zimmer lag im Halbdunkel. Ich konnte den Kamin, den Kaminsims und den Schrank gegenüber meinem Bett sehen.

Mit ungeheurer Anstrengung und Konzentration gelang es mir, mit meiner linken Hand über meine rechte Schulter zu fassen. Wer diesen Zustand kennt, wird wissen, wie ungeheuer schwer es ist, sich während eines solchen Starrkrampfes zu bewegen. Ist er sehr tief, so ist jegliche Bewegung unmöglich, aber selbst in leichter Katalepsie scheint es, als seien alle Glieder mit Blei beschwert. Ich brachte es jedoch fertig, meine Hand auszustrecken, und sie berührte einen seidenweichen, haarigen Gegenstand.“

In diesem kataleptischen Zustand kämpfte das Medium um jede kleinste Bewegung; zu sprechen schien ihr unmöglich. Trotzdem gelang es ihr, bevor sie noch tiefer in die seltsame Starre sank, zu fragen: "Ist es Ching?“

"Während dies vor sich ging“, fährt Mrs. Leonard fort, "wurde mir bewußt, daß mein Astralleib sich langsam von meinem physischen Körper löste und sozusagen beiseite trat. Mein Bewußtsein begann, sich in beiden Körpern gleichzeitig zu äußern.

Es ist ein merkwürdiges Kennzeichen dieses Zustandes, daß man die ätherischen Formen mit der gleichen - nur etwas intensiveren - Klarheit sieht wie die physischen ... Die Dunkelheit eines Raumes scheint die Sehkraft des ätherischen Körpers in dem selben Maße zu beeinträchtigen wie den physischen.

Dies, so glaube ich, liegt wahrscheinlich an dem kataleptischen Zustand, der die Sehkraft des ätherischen

Körpers, der eng mit seinem physischen Gegenstück verbunden bleibt, begrenzt. Da sich das Bewußtsein zwischen den beiden Körpern spaltet, ist es gut möglich, daß auch die Sehkraft 'halbiert' wird. Jedenfalls ist dieses Phänomen während einer besonderen Art des Starrkrampfes besonders ausgesprochen. Meiner Erfahrung nach tritt ein solcher Zustand meistens ein, wenn ätherische (jenseitige) Wesen Kräfte von uns ziehen, um physische Manifestationen in unserer Dimension hervorzurufen.

Sobald ich mir der Sehkraft meines ätherischen Körpers bewußt wurde und erkannte, daß ich, ohne meinen physischen Körper zu bewegen, sehen und fühlen konnte, gab ich alle meine Anstrengungen auf. Ich stellte mich darauf ein, alles, was geschehen möge, sorgfältig zu beobachten."

Am Fußende seines Bettes sah das Medium nun die Gestalt seines "verstorbenen" Mannes. Er schaute mit regem Interesse auf die Kapriolen des höchst beweglichen Gegenstandes auf dem Bett.

Das Medium konnte jetzt seinen ätherischen Arm ausstrecken und das seidig weiche Wesen auf der Bettdecke mit seiner ätherischen Hand berühren. Es erkannte in ihm sofort den Körper Chings, seiner kleinen Pekinesenhündin.

Mrs. Leonard schreibt weiter: "Ich liebkoste mit meiner ätherischen Hand ihr Köpfchen, ihren Rücken und streichelte das weiche Fell auf ihrer Brust. Als sie es merkte, wurde sie ganz verrückt vor Freude. Sie sprang in die Höhe, wühlte in der Bettdecke, rollte über meine Hände. Ich spürte ihr Gewicht - es war ungefähr das selbe wie in ihren Erdentagen. Das lange, seidige Haar, die hängenden Öhrchen waren unverändert. Ich erinnerte mich, wie sie vor langer Zeit jeden Morgen bei meinem Erwachen auf dem Bett herumtobte; wie sie in ihrer Freude, daß die lange Nacht vorbei sei und ich wieder zu ihr sprach und sie liebkoste, immer wieder über meine Hände kugelte!

Ich konnte meinen Mann und auch den Hund deutlich sehen. Trotz des schlechten Lichtes gewahrte ich einen blassen Schimmer wie ein Leuchten um beide Erscheinungen. Während ich Ching streichelte, beantwortete mein Mann meine so mühsam hervorgebrachte Frage; als wolle er die Beweiskraft meiner eigenen Sinne bestätigen, sagte er: 'Ja, es ist Ching.'"

Abschließend beschreibt Mrs. Leonhard das tiefe Glücksgefühl, das sie nach dieser übernormalen Manifestation erfüllte. "Wie stets nach solchen Erlebnissen", erzählt sie, "fühlte ich mich von Frieden durchdrungen." Als die Erscheinungen verschwunden waren, bat sie gedanklich um Gottes Segen für ihren Mann und den kleinen Hund. Sie dankte für die Freude, die ihr dieser Besuch aus dem Jenseits gebracht hatte, und fiel in einen tiefen, erquickenden Schlaf.

"Tote" Tiere sind auch des öfteren in ganz gewöhnlicher Umgebung, unter ganz normalen Umständen gesehen worden. Manchmal sind solche Erscheinungen sogar für körperlich lebende vierbeinige Mitglieder eines Haushaltes gehalten worden.

Ich habe einige dieser Fälle notiert und gebe sie hier wieder.

Eine Dame erzählt in "Psychic News" folgendes Erlebnis ihres Mannes, eines Anwalts: "Meinem Mann war jede Beschäftigung mit jenseitigen Dingen fremd. Er hatte sich nie mit spiritistischen oder okkulten Themen beschäftigt. Im Gegenteil, er hatte ein Vorurteil gegen all' diese Dinge."

Eines Tages besuchte der Anwalt das ihm ganz fremde Landhaus einer neuen Klientin. Bei seiner Rückkehr erzählte er seiner Frau von einem reizenden Hund, der vor seiner Klientin herlief, ab und zu stehenblieb und zu seiner Herrin aufschaute. "Ich kann mich nicht erinnern, je einen Hund mit einem so schönen Kopf und mit solcher Liebe in den Augen gesehen zu haben", sagte er.

Später, als die Klientin eine Etagenwohnung in London gemietet hatte, besuchten sie der Anwalt und seine Frau. Als sie zusammen beim Tee saßen, fragte der Anwalt seine Gastgeberin: "Wo haben Sie Ihren Hund gelassen?" Nach einer kurzen Pause antwortete sie etwas schroff: "Ich habe keinen Hund."

Als der Anwalt das Zimmer einen Augenblick verlassen hatte, sagte die Klientin zu seiner Frau: "Ich muß mich für meine Schroffheit entschuldigen. Ich bin wohl in Bezug auf Hunde etwas sentimental, aber ich hatte ein so schreckliches Erlebnis mit einem Hund, den ich über alles in der Welt liebte, daß ich nie in meinem Leben einen anderen Hund haben möchte. Als der erste Weltkrieg ausbrach, ging ich als Fahrerin eines Sanitätswagens nach Frankreich und ließ meinen Hund in der Obhut meiner Eltern zurück. Während meiner Abwesenheit schlossen meine Eltern das Landhaus und zogen nach London. Sie überließen die Pflege des Hundes ihrem damaligen Aufseher, der das Tier hungern ließ und es mißhandelte. Als ich zurückkam, war es zu spät, den Hund zu retten. Er starb in meinen Armen."

"Was für ein Hund war es?"

"Ein weißer schottischer Terrier."

Kurz nach dieser Unterhaltung verabschiedete sich das Ehepaar. Kaum waren sie aus dem Haus, da wandte sich der Anwalt an seine Frau und sagte: "Merkwürdig, das mit dem Hund! Ich könnte beschwören, daß ich in dem Landhaus einen Hund sah!“

"Was für einen Hund hast du denn gesehen?“

"Einen weißen schottischen Terrier.“

Miss Isabel Wood erzählt in der Zeitschrift "The Cat“ die Geschichte einer von ihr besonders geliebten, gelbhaarigen Katze. Sie war der Liebling der ganzen Familie, und als das Tier eines Tages spurlos verschwand, war der Kummer groß. Aller Versuche, die Katze zu finden, blieben erfolglos, und obwohl sich das Tier in der Nachbarschaft sehr gut auskannte, kehrte es nie zurück. Zu dem Kummer über den Verlust des Tieres kam noch die Sorge über sein unbekanntes Schicksal.

Ungefähr drei Wochen nach dem Verschwinden der Katze wurden alle Mitglieder des Haushalts in früher Morgenstunde durch ein lautes Klopfen an der Haustüre aus dem Schlaf geschreckt. Miss Wood ging hinunter, um zu schauen, wer zu so ungewohnter Stunde die Ruhe des Hauses störe. Sie öffnete die Haustüre - niemand war zu sehen. "Als aber mein Blick gerade, bevor ich die Türe wieder schließen wollte, auf den Boden fiel, sah ich, wie einen Schatten, die kleine Gestalt einer gelben Katze in das Haus huschen. Sie durchquerte die Eingangshalle und verschwand am Fuß der Treppe. - Wir machten keine vergeblichen herzzerbrechenden Versuche mehr, unseren verlorenen Liebling wiederzufinden“, schließt Miss Wood ihren Bericht.

Charles L. Tweedale, Pfarrer in Weston, Yorkshire, beantwortete die in einer Provinzzeitung gestellte Frage: "Lebt das Tier nach dem Tode weiter?“

"Aufgrund eines einzigartigen Erlebnisses kann ich diese Frage nur mit 'Ja' beantworten", schreibt er. "Ich kann bezeugen, daß Tiere - besonders Tiere mit enger Verbindung zu Menschen - ohne Zweifel weiterleben."

Eine seiner Tanten, erzählt der Pfarrer, hatte einen Hund, an dem sie mit besonderer Liebe hing. Das Tier "starb", und fünf Jahre später "starb" auch seine Herrin.

Etwa fünf Jahre nach ihrem "Tode" begann die "Tote", sich wiederholt zu zeigen, und zwar bei hellem Tageslicht! Verschiedene Menschen sahen sie gleichzeitig. Auch ihr Hund war zu sehen - mit all' seinen charakteristischen Merkmalen. Er zeigte den selben zitternden Eifer, den er früher an den Tag gelegt hatte. Sein Fell war fein und dünn, so daß man die rosa Haut hindurchschimmern sehen konnte - genau wie in seinen Erdentagen.

"Als meine Mutter einmal die Erscheinung ihrer Schwester umarmen wollte", schreibt der Pfarrer, "knurrte der Hund, als wolle er seine Herrin verteidigen. Bei einer anderen Gelegenheit folgte meine kleine Tochter, erst anderthalb Jahre alt, dem Hund die Treppe hinauf. Verschiedene Erwachsene waren dabei. Als der Hund unter einem Möbelstück verschwand, versuchte meine Tochter, ihm nachzukrabbeln und rief: 'Hündchen, Hündchen.'"

In der Zeitschrift "Dog World" (Hundewelt) erzählt Mrs. Goddard von ihrer Tochter, die als Kleinkind die ätherische Gestalt eines Hundes sah:

"Viele Jahre hindurch hielten wir immer mehrere Cockerspaniels. Die Hunde liefen frei im Haus umher, bis ich merkte, daß mein Töchterchen beim Essen den Tieren gerne alles zusteckte, was auf ihrem Teller lag. Ich wußte nie, wieviel die Hunde bekamen und wieviel das

Töchterchen! So bekamen die Hunde schließlich ein 'Eßzimmer-Verbot' und durften es während der Mahlzeiten nicht mehr betreten.

Dann kam ein trauriger Tag. Meine älteste und geliebteste Hündin Jill mußte von den Gebrechen ihres hohen Alters erlöst und schmerzlos eingeschläfert werden. Ich schloß die anderen Hunde in ihre Hütten. Der Tierarzt kam um 11 Uhr morgens, und als alles vorbei war, begrub er Jills Körper im Garten. Ich ließ die anderen Hunde eingesperrt und erzählte meiner Tochter nichts von dem traurigen Ereignis. Sie war damals ungefähr zweieinhalb Jahre alt. Als wir beim Mittagessen saßen, schaute meine Kleine plötzlich von ihrem hohen Stühlchen auf den Boden herab und sagte: 'Oh, Mammy, da ist Jill.'" Sie war ganz erstaunt, einen der Hunde zu verbotener Zeit im Eßzimmer zu sehen. Ich antwortete: 'Aber nein, Liebling.' Das Kind schaute wieder auf den Boden und sagte: 'Ist es Tess? Nein, Mammy, es ist Jill!'

Tess war Jills Tochter und glich ihr, aber das Kind konnte die beiden Hunde genauso gut unterscheiden wie ich selbst. Im übrigen war Tess wie die anderen Hunde in einer der Hütten eingesperrt. Ich sagte nichts mehr. Mein Töchterchen nahm keine weitere Notiz und widmete sich wieder ihrem Essen."

Mrs. Florence Kingstone ist nicht das einzige medial begabte Mitglied der Familie. Als ihre Tochter erst drei Jahre alt war, sah das Kind die ätherische Erscheinung ihrer Katze Tookie, deren "Tod" ihm verschwiegen worden war. Tookie, ein wichtiges Mitglied des Haushalts, hatte ihren Lieblingsplatz auf einer bestimmten Ecke des großen Eßzimmertisches gehabt.

Als Tookie 18 Jahre alt war, wurde ihr das Leben zur

Qual, und schweren Herzens beschloß Mrs. Kingstone, ihrem Leiden ein gnadenvolles Ende zu machen.

Da das kleine Mädchen so sehr an Tookie hing, wurde es, bevor der Tierarzt kam, zu Verwandten geschickt. Merkwürdigerweise machte das Kind bei seiner Rückkehr keinerlei Bemerkung über das Verschwinden des Tieres. Erst drei Tage später erwähnte es Tookie.

An jenem Morgen sagte es plötzlich: "Schau, Mammy, da ist Tookie“, und deutete auf Tookies Lieblingsplatz auf dem Eßzimmertisch.

Eine Dame, die ihre "toten“ Tiere hellseherisch wahrnehmen konnte, schrieb: "Die größte Freude und der größte Trost meines Lebens ist mir die Gewißheit, meine vierbeinigen Freunde im Jenseits wiederzufinden.“

Eines Nachts, als sie bei einem kranken Airdaleterrier wachte, sah sie die Erscheinung eines anderen Hundes der selben Rasse, der vor vier Jahren "gestorben“ war. Diese Vision hinterließ ihr den Eindruck, daß der kranke Hund dem anderen bald folgen würde. Die beiden Tiere waren einander früher sehr zugetan gewesen. Sie hatte sich nicht getäuscht - schon am nächsten Tag starb das kranke Tier.

"Einer meiner Hunde hatte die Angewohnheit gehabt, mit mir in einem großen Sessel zu sitzen“, erzählt die Dame. "Sein Lieblingsspiel war, zu versuchen, mich aus dem Sessel zu schubsen. Wenn es ihm gelang, war er außer sich vor Freude. Als meine Mutter einige Monate nach seinem ‘Tode’ in diesem Sessel saß, fühlte sie sich plötzlich auf unerklärliche Weise von ihrem Sitz gedrängt.

Es war noch ein anderer Hund im Zimmer, welcher der ständige Kamerad des ‘toten’ Tieres gewesen war und der unter dem Verlust seines Spielgefährten offensichtlich litt. Jetzt schaute er zu dem Sessel auf, wedelte mit dem Schwanz und bellte laut vor Freude. Anscheinend konnte er seinen ‘toten’ Freund bei seinem altgewohnten Spiel beobachten! Seine Freude hielt an, solange er die Astralform seines Gefährten sehen konnte. Als sie seinen Augen wieder entschwunden war, legte er sich auf den Boden und heulte herzzerreißend.

Der zurückbleibende Hund verzehrte sich in Sehnsucht nach seinem alten Kameraden, und einige Monate später ging auch er ins Jenseits über.

Gibt es einen Zweifel, daß diese beiden Tiere nun in einer neuen Existenzform wieder vereint sind? Ich glaube nicht!“

Zwei Tage nach dem "Tode“ Bengys, eines Drahthaarterriers, erzählte seine Besitzerin einer Freundin von dem traurigen Ereignis. "Oh, ich wünschte, ich hätte mich von ihm verabschieden können“, rief die Freundin aus. Sie hatte eine besondere Vorliebe für diesen Hund gehabt.

Hörte Bengy diesen Ausruf?

In der selben Nacht erwachte die Freundin durch die Berührung eine Hundepfote. Gleichzeitig fühlte sie, wie die Zunge des materialisierten Hundes ihr Gesicht leckte. Er war offensichtlich hocherfreut, als sie ihn beim Namen rief und zu verstehen schien, daß er gekommen sei, ihr "Auf Wiedersehen“ zu sagen.

Folgender Beweis des Weiterlebens von Tieren nach ihrem "Tode“ wurde "Psychic News“ von Mr. Charles J. Seymour eingesandt:

"Ein Mitglied unserer zur Entwicklung medialer Fähigkeiten regelmäßig zusammentreffenden Gruppe hatte im Laufe einer Séance die Erscheinung einer Katze im

Zimmer umherlaufen sehen. Ich hatte an dem Abend nach Beendigung der Séance noch schriftlich zu tun und nahm meine Arbeit schließlich mit zu Bett, um sie vor dem Einschlafen zu beenden.

Ich wollte gerade das Licht ausdrehen, als ich das unverkennbare Miauen einer Katze hörte. Es dauerte ungefähr acht bis zehn Sekunden und schien von der Mitte meines Bettvorlegers auszugehen. Ich schaute vom ersten Augenblick an unentwegt auf diesen Fleck, konnte aber nichts sehen.

Wir haben keine Katze im Haus, aber - um etwaige Skeptiker zu befriedigen - suchte ich nicht nur mein Zimmer, sondern das ganze Haus nach einer vielleicht verirrten fremden Katze ab. Meine Familie war in den Ferien, ich war zur Zeit der einzige Bewohner des Hauses. Trotz intensiven Suchens ließ sich keine Katze finden.

Einige Tage später fragte ich den jenseitigen Helfer eines anderen Mediums: 'Kannst du mir etwas über eine Katze sagen?' Er antwortete: 'Ja, es war deine Katze - ein schwarzer Kater - er ist schon lange Zeit im Jenseits!'

Unser schwarzer Kater, Timmy genannt, verließ unsere Welt vor zehn Jahren. Wir hingen alle so sehr an ihm, daß wir es nie übers Herz brachten, eine neue Katze anzuschaffen. Er zeigte und ein ganz ungewöhnliches Maß von Zuneigung. Als wir einmal längere Zeit verreist gewesen waren und Timmy einem Freund zur Pflege überlassen hatten, geriet er bei unserer Rückkehr ganz außer sich vor Freude, 'seine' Familie wiederzuhaben!“

Mr. Sidney Lockwoods Mutter machte eine Ferienreise nach Devonshire. Zwei Tage nach ihrer Abfahrt fand

Mr. Lockwood die Katze seiner Mutter tot auf ihrem Bett.

Seine Mutter hing ganz besonders an diesem Tier, und um ihr die Ferien nicht zu verderben, schrieb er ihr nichts von ihrem plötzlichen Tod. Ihre ersten Worte bei ihrer Rückkehr aber waren: "Du brauchst mir nicht zu erzählen, was mit meiner Katze geschah - sie ist mir auf einem Feld in Devonshire erschienen. Ich weiß, daß sie 'tot' ist!“

Mr. Walter Wilson, Mrs. Osborne Leonards Sekretär, berichtete mir von seinen eigenen Erlebnissen nach dem "Tode“ seines Hundes.

Mr. Wilson sitzt gerne vornübergebeugt da, die Unterarme auf die Knie gestützt, die Hände lose gefaltet. Mr. Wilsons jetzt "toter“ Hund Philip war oft zu ihm gekommen und hatte ihm seine Schnauze in die Hände geschoben, als wolle er sagen: "Nun, sitz' nicht einfach so da, ohne etwas zu tun, komm, lauf lieber mit mir spazieren!“

"Ich habe keine besonderen medialen Gaben“, sagte Mr. WIlson, "aber oft, wenn ich so dasaß, fühlte ich ganz deutlich Philips Kopf in altgewohnter Weise meine Hände auseinanderdrängen.“

Als Mr. Wilson einmal eine Zeit lang im Krankenhaus lag, mußte seine Frau in eine andere Wohnung umziehen. Sie fühlte sich zunächst in ihrer neuen Umgebung etwas einsam und verlassen, und als sie am Abend des ersten Tages zu Bett ging, war sie recht deprimiert. Gerade vor dem Einschlafen spürte sie plötzlich etwas auf ihrem Bett. Es bewegte sich, und im ersten Augenblick erschrak sie, da sie glaubte, es sei eine fremde Katze oder - o Grauen! - vielleicht sogar eine Ratte! Aber zu ihrer Freude erkannte sie bald die typische Art, in der sich Philip während seiner Erdentage immer auf ihrem Bett eingenistet hatte. Sie fühlte, wie sich der materialisierte Hundekörper zwei-, dreimal im Kreise drehte und sich dann bequem gegen ihren Rücken lehnte. - Philip hatte ihr einen kurzen Besuch abgestattet und ihr auf seine Weise gesagt: "Du bist nicht allein!"

In "Psychic Sience" erschien folgende bemerkenswerte Geschichte: Ein junger Mann übernachtete im Elternhaus eines Freundes. Während der Nacht wurde sein Schlaf durch eine Katze gestört, die erst auf das Bett sprang und sich dann auf seine Brust setzte! Der junge Mann war ein großer Tierfreund und liebte Katzen. Er schob den Fremdling zwar von seiner Brust, ließ ihn aber ruhig auf dem Bett. Vor dem Wiedereinschlafen spürte er noch, wie das Tier sich bewegte. Als er am nächsten Morgen von dem Besuch der Katze erzählte, war die Familie höchst erstaunt.

Ihre einzige Katze hatte wegen einer unheilbaren Krankheit getötet werden müssen. Sie war der besondere Liebling des Familienmitgliedes gewesen, in dessen Bett der Gast in dieser Nacht geschlafen hatte.

Der junge Mann hatte von diesen Tatsachen nichts gewußt; die "tote" Katze aber hatte sich wohl von seiner Tierliebe angezogen gefühlt und hatte ihn in "ihrem" alten Bett besucht.

Mrs. Maud Southwells Kater Billikins zeigte sich vier Tage nach seinem "Tode", um seiner geliebten Herrin seine fortdauernde Existenz zu beweisen. Sie hatte das Tier während seiner letzten Krankheit gepflegt, und als es "starb", rief sie aus: "Oh, Billikins, ich werde dich so sehr vermissen! Komm' zu mir zurück, wenn du kannst!"

Am Morgen des vierten Tages nach seinem "Tode" fühlte sie etwas auf ihr Bett plumpsen und hörte das Schnurren einer Katze. Es war Billikins, der seine Herrin in altgewohnter Weise begrüßte! Es war seine Art gewesen, jeden Morgen auf das Bett zu springen und sie schnurrend zu wecken. Auch Mrs. Southwells Mann konnte das Schnurren des "toten“ Katers deutlich hören.

Nach einiger Zeit schaffte sich Mrs. Southwell ein neues, ganz junges Kätzchen an. Leider erkrankte das Tierchen bald nach seiner Ankunft in ihrem Haus, und sein kurzes Erdenleben ging rasch zu Ende. Mrs. Southwells Kummer war groß, besonders da das Tier sich offensichtlich quälte und sie ihm nicht helfen konnte. Sie bat gedanklich um Hilfe für das kleine Geschöpf.

Sie erzählt: "Kaum hatte ich meinen Hilferuf ausgesandt, fühlte ich Billikins weiches Fell meine Hand berühren. Im gleichen Augenblick seufzte das sterbende Kätzchen, streckte sich - und lag still.“

Das Schnurren des unsichtbaren Katers war so laut, daß eine Freundin von Mrs. Southwell, die mit im Zimmer war, erstaunt sagte: "Woher kommt nur das Schnurren? Es klingt genau wie Billkins Schnurren!“

Mrs. Southwell meinte, es sei tatsächlich Billkins, und die Freundin schüttelte mitleidig den Kopf. Sie verstand nichts von diesen Dingen und glaubte, Mrs. Southwell rede in ihrem Kummer dummes Zeug.

Als sie aber sah, wie das sterbende Kätzchen gerade in dem Augenblick, da das Schnurren zu hören war, zu leiden aufhörte und friedlich entschlummerte, wurde sie doch nachdenklich.

Ich glaube, menschliche Helfer im Jenseits empfingen Mrs. Southwells gedanklich ausgesandte Bitte um Hilfe und schickten ihr Billikins als tröstenden Boten, damit sie wissen sollte, das sterbende Kätzchen würde mit der selben Liebe im Jenseits aufgenommen werden, die

Billikins zuteil geworden war.

Miss E. M. Weller besuchte ein befreundetes Ehepaar, das eine kleine Hündin namens Queenie besaß. Queenie war schwer krank, und das Ehepaar befand sich in großer Sorge um den Hund. Es war keine Überraschung für Miss Weller, als sie eine Woche später die Nachricht seines Todes erhielt.

Nach einiger Zeit kam das Ehepaar zu ihr zu Besuch. Als Miss Weller, welche die Gabe des Hellsehens besitzt, mit ihren Freunden plauderte, bemerkte sie, wie die Astralgestalt der "toten" Hündin liebevoll das Gesicht ihrer Herrin leckte. Zu gleicher Zeit sah Miss Weller die Gestalt eines Mannes in einem weißen Kittel. Er sagte, er heiße John und sei Tierarzt. Das Ehepaar empfing Miss Wellers Beschreibung dieser Vision mit heller Freude. Die beiden erkannten in dem Mann im weißen Kittel Mr. John, einen "verstorbenen" Tierarzt, der ihrem Sohn, ebenfalls Tierarzt, vom Jenseits aus hilft.

Ist es nicht ganz natürlich, daß Mr. John erschien, um dem Ehepaar Trost zu bringen und zu zeigen, Queenie sei bei ihm gut aufgehoben?

Mrs. Frances Colliers glatthaariger Foxterrier, der besonders an seiner Herrin hing, wurde eines Tages von einem Auto überfahren und getötet.

Mrs. Collier erzählt in der Zeitung "Daily Mail", sie habe in der Nacht nach dem Unfall weinend vor dem Kamin gesessen. Ihr Mann sei bei ihr gewesen. Plötzlich hätten sie beide ein lautes Wimmern gehört. Es schien unter einem der Stühle hervorzukommen. "Was in aller Welt war denn das?" habe ihr Mann ausgerufen. Ihre Katze, die immer eifersüchtig auf den Hund gewesen und nie mit ihm zusammen im Zimmer geblieben war, sei sofort aufgestanden, habe auf den Stuhl gestarrt und dann das Zimmer prompt mit gesträubtem Fell verlassen.

"Ich bin überzeugt“, schloß Mrs. Collier, "daß der Geist unseres Hundes zu uns zurückgekehrt war.“

Die "Daily Mail“ ließ eine Serie von Leserbriefen über dieses Thema veröffentlichen. Einer dieser Briefe kam von Mr. Sydney Stanley und erzählte:

"Als ich noch ein Kind war, hatten wir zu Hause eine Katze mit zwei Jungen. Die drei Tiere liebten es über alles, in den Abendstunden zusammen in der Halle herumzutoben. Man konnte das Geräusch ihrer, über den Boden der Halle laufenden, Pfötchen im Wohnzimmer immer deutlich hören.“

Leider mußten alle drei Tiere aus unvermeidlichen Gründen schmerzlos getötet werden. An dem selben Abend, als die Familie im Wohnzimmer beisammensaß, war plötzlich ganz deutlich das Geräusch der laufenden Katzenpfötchen auf dem Fußboden der Halle zu hören.

"Wie auf Kommando hörten wir alle mit unseren Beschäftigungen auf und starrten einander erstaunt an“, schrieb Mr. Stanley weiter. "Wir liefen hinaus, um zu sehen, ob eine fremde Katze vielleicht durch ein offenes Fenster in die Halle gesprungen sei. Alle Türen und Fenster waren fest verriegelt. Keine Katze hätte herein- oder hinaus können.

Und doch hatten wir alle das gewohnte, laute Geräusch der sich gegenseitig jagenden Katzen gehört!“

Eifersucht ist eine Leidenschaft

Eifersucht hat mit der Zusammensetzung unseres vergänglichen physischen Körpers nicht zu tun. Sie gehört in den Bereich der Psyche und kann daher auch in der nächsten Welt weiterbestehen und sich äußern.

Die Mentalität des Tieres mag beschränkter sein als die des Menschen; aber das Tier kann wie der Mensch denken und Schlüsse ziehen, und Eifersucht kann auch bei Tieren ein Merkmal des Charakters sein.

Haustiere zeigen manchmal Menschen gegenüber Eifersucht, wenn sie, zu Recht oder zu Unrecht, Grund dafür zu haben glauben. Häufiger aber richten sich ihre eifersüchtigen Gefühle gegen andere, in "ihren" Haushalt eingeführte Tiere.

Mein eigener Kater Paddy war jedes Mal, wenn ich versuchte, ein anderes Tier bei uns aufzunehmen, todunglücklich und von Eifersucht zerfressen. Ich mußte einsehen, daß ein zweites Tier nur auf Kosten von Paddys Wohlbefinden mit uns leben konnte. Normalerweise ist Paddy anderen Tieren gegenüber durchaus freundlich - solange sie nicht in "sein" Heim eindringen.

Katzen sind merkwürdige Tiere! Paddy nimmt anscheinend all' unsere Bemühungen für sein Wohlbefinden kaum zur Kenntnis. Er ist schrecklich verwöhnt und betrachtet jede Aufmerksamkeit als sein selbstverständliches, gutes Recht. Sein kleines Katzengehirn ist jedoch wohl imstande, seine eigenen, wenn auch fehlerhaften Schlüsse zu ziehen. Sein Verhalten zeigt uns deutlich, daß er unter gewissen Umständen einen Verlust seiner Privilegien nicht nur für möglich hält, sondern auch fürchtet.

Ich nahm einmal ein Kätzchen bei uns auf, das sein eigenes Zuhause unter traurigen Umständen verloren hatte, und hoffte, Paddy würde sich an Nukie gewöhnen. Nukie war ein reizendes, gutmütiges Tierchen und schien sich bei uns wohlzufühlen. Mein Mann und ich vermieden es, dem Neuankömmling in Paddys Beisein irgendwelche besondere Beachtung zu schenken. Trotzdem war unser Kater so eifersüchtig, daß er zu fressen aufhörte und anfing, mager und elend auszusehen.

Was sollte ich tun? Paddys Zustand machte mir Sorge, und Nukie, für die ich kein neues Heim finden konnte, tat mir leid.

Paddy entschied die Frage für uns. Wir gingen eines Abends zu gewohnter Stunde zu Bett, nachdem sich beide Katzen anscheinend wie gewöhnlich auf ihren Plätzchen niedergelassen hatten. Am nächsten Morgen war Nukie verschwunden, und ein sichtlich erleichterter Paddy fraß, zum ersten Mal seit Nukies Erscheinen, mit gutem Appetit!

Wir hatten in der Nacht kein Geräusch gehört, aber irgendwie hatte Paddy die fremde Katze vertrieben. Wie er das zustande gebracht hatte, weiß ich nicht. Nukie war fort, und trotz intensiver Nachfrage und Suche in der Nachbarschaft konnten wir sie nicht wiederfinden. Ich kann nur hoffen, daß tierfreundliche Menschen die arme Vertriebene aufnahmen und ihr ein liebevolles neues Heim ohne eifersüchtigen Rivalen gaben.

Mrs. N. Lidyard aus Bath hatte eine Lieblingskatze, Lizzie genannt. Lizzie war derartig eifersüchtig, daß sie keine andere Katze auch nur in der Umgebung ihres eigenen Reiches duldete. Vor ungefähr zwölf Jahren starb Lizzie. Seitdem hatte Mrs. Lidyard 22 andere Katzen - aber nie für lange! Immer passierte irgend etwas, und eine Katze nach der anderen verließ ihr Haus. Einige starben, andere aber verschwanden spurlos.

Mrs. Lidyard fragt sich allen Ernstes, ob es nicht vielleicht noch immer Lizzies starke und eifersüchtige kleine Persönlichkeit ist, die alle ihre Nachfolger aus dem Hause vertreibt.

Lizzie gab ihre fortdauernde Existenz einige Tage nach ihrem "Tode“ in ganz unmißverständlicher Weise kund. Ihre Herrin war Eigentümerin eines Ladens, und Lizzie hatte die Gewohnheit, an sonnigen Tagen in einem der Schaufenster zu liegen. Bei Sonnenuntergang wurde ein regelmäßiger Rundgang gemacht. Zunächst stand Lizzie auf und streckte sich; dann lief sie auf dem Ladentisch entlang, sprang herunter und begrüßte ihre Herrin.

"Einige Tage nach ihrem Tode“, erzählt Mrs. Lidyard, "war ich gerade dabei, Kunden zu bedienen, als wir plötzlich ganz deutlich die Katzenpfötchen den Ladentisch entlanglaufen und dann auf den Boden springen hörten. Wir schauten einander verblüfft an. ‘Das war Lizzies Sprung vom Ladentisch’, sagte einer der Kunden. "Im Laufe der Jahre fanden solche Manifestationen bei verschiedenen Gelegenheiten statt.

Mrs. A. Main erzählt in "Psychic News“: "Wir hatten elf Jahre lang eine ungewöhnlich intelligente Katze in unserer Familie. Als sie ‘starb’, waren wir alle sehr traurig. Drei oder vier Wochen nach ihrem ‘Tode’ zogen wir vom Norden Englands in den Süden. Ich vermißte die Katze sehr, aber nach etwa drei Monaten war mir, als sei das Tier wieder in meiner Nähe.“

Zu ihrem größten Erstaunen fühlte Mrs. Main eines Abends die "tote“ Katze auf ihr Bett springen. Sie konnte sie zwar nicht sehen, aber sie konnte sie fühlen und ihr die Pfote schütteln - genau wie sie es zu den irdischen Lebtagen der Katze getan hatte! Einige Male, als sie hellwach war, konnte sie die Katze auch sehen. Sie saß neben ihrem Bett und schaute zu ihr auf.

"Einmal wachte ich morgens auf und fühlte deutlich greifbar etwas auf meinem Kopfkissen. Sehen konnte ich nichts, und die fühlbare Gegenwart schmolz sozusagen fort. Ein anderes Mal hörte ich ein Schnurren. Ich nannte den Namen der Katze und erhielt ein lautes 'Miau' zur Antwort. Alles in allem hat mich diese Katze seit ihrem 'Tode' vier- oder fünfmal besucht!"

Als Mrs. Lidyard einmal eine spiritualistische Veranstaltung besuchte, beschrieb das Medium die Katze und sagte, sie säße auf dem Schoß ihrer Herrin. Auf einer Ferienreise in Südfrankreich sah Mrs. Mary Bagot die Erscheinung ihres Hundes, bevor sie von seinem "Sterben" in England benachrichtigt worden war.

Vor ihrer Abreise hatte sie ihren kleinen schwarz-braunen Terrier bei ihrem Gärtner in Pflege gelassen.

Als sie im Hotel des Anglais in Mentone im Speisesaal saß, sah sie ihren Hund durch den Raum laufen. Unwillkürlich rief sie aus: "Da ist ja Judy!"

Mrs. Bagots Tochter lag krank im Bett, und nach der Mahlzeit gingen die anderen Familienmitglieder zu ihr hinauf und erzählten ihr von der Erscheinung.

Einige Tage später kam die traurige Nachricht von dem "Tode" des Hundes. Judy war plötzlich erkrankt und "gestorben". Am Morgen war sie noch ganz vergnügt und munter gewesen, hatte den Gärtner wie üblich bei seinem Morgenspaziergang begleitet und war mit ihm nach Hause zurückgekehrt. Plötzlich, zur Frühstücksstunde, erkrankte sie und war innerhalb einer Stunde "tot".

Mrs. Bagot berichtete ihr Erlebnis der "Society for Psychical Research“ und schloß mit folgenden Worten: "Ich bin mir nachträglich der Daten nicht mehr ganz sicher, habe aber den Eindruck, daß ich Judys Erscheinung an dem Tage ihres ‘Todes’ sah.“

Mrs. Wodehouse, Mrs. Bagots Tochter, hatte das Erlebnis ihrer Mutter in ihrem Tagebuch verzeichnet: "Mama sah Judys Geist im Speisesaal des Hotels.“ Sie hatte diese Eintragung gemacht, als sie noch mit ihrer Mutter in Mentone war.

Einige Tage später reiste Mrs. Wodehouse nach Monte Carlo. Ihre Mutter, die in Mentone geblieben war, besuchte sie dort. Mrs. Wodehouse schrieb in ihr Tagebuch: "Mama und A. besuchten mich heute. Die arme kleine Judy ist tot.“

Später fügte sie dieser Eintragung noch folgende Einzelheiten bei: "Ich erinnere mich genau, wie mein Vater, meine Mutter, meine Schwester und meine Kusine alle zu mir in mein Schlafzimmer kamen. Vater, Schwester und Kusine lachten über Mama, die den ‘Geist’ Judys im Speisesaal gesehen hatte. Meine Mutter aber war ihrer Sache so sicher, daß jemand (ich glaube, es war mein Vater) sich bei dem Kellner erkundigte, ob ein Hund im Hotel sei. Der Kellner verneinte die Frage. Ich finde in meinem Tagebuch keine weitere Erwähnung des Tages oder der Stunde, zu der Judy starb.

Ich kann mich auch in dem Datum , zu dem Mama Judys Erscheinung sah, irren. Meistens notiere ich die Ereignisse des Tages am selben Abend. Manchmal aber vergesse ich meine Eintragungen und muß sie später aus dem Gedächtnis nachholen. Aber ich entsinne mich genau, daß ich in Mentone krank im Bett lag, als mir die anderen von der Erscheinung im Speisesaal erzählten.

Ich bin ebenfalls ganz sicher, die Nachricht von Judys Tod in Monte Carlo erhalten zu haben."

F. W. H. Meyers, berühmt für seine ausgiebigen Forschungen auf spiritistischen Gebieten, fügte dem Bericht bei:

"Wir stellen fest, daß es unerwiesen bleibt, ob Mrs. Bagot die Erscheinung ihres Hundes an seinem Todestag sah; sicher ist jedoch, daß sie die Nachricht seines Todes erst später erhielt."

Dieser gewissenhaft untersuchte Fall liefert den unanfechtbaren Beweis dafür, daß Mrs. Bagot Judys ätherischen Körper sah, bevor sie vom "Tode" des Hundes Kenntnis erhielt.

Mrs. A. M. Liddells kleiner Pekinesenhund Bubbles hatte eine ungewöhnlich tiefe Stimme.

Nachdem die sterbliche Hülle des Hundes begraben worden war, hörte seine Herrin das charakteristische tiefe Bellen des Tieres. Es war so deutlich gewesen, daß sie ihrem Mann zurief: "Ist Bubbles wirklich tot?" "Natürlich, ich habe Ihn doch selbst begraben!" antwortete er, gab aber zu, daß auch er das tiefe Bellen des Hundes gehört habe. Von zwei Mädchen, die in der Küche tätig waren, hatte eines es gehört, das andere nicht.

Zwei Jahre nach diesem Vorfall kam eine Freundin, die von Bubbles nichts wußte, auf Logierbesuch. Als Mrs. Liddell am ersten Morgen zu ihr ins Zimmer kam, sagte der Gast: "Es spukt in diesem Haus!"

Sie erzählte, sie habe vor dem Einschlafen an der Seite ihres Bettes ein tiefes, lautes Bellen gehört. Sie sei hellwach gewesen und habe es sich bestimmt nicht eingebildet. Zum Beweis ahmte sie das Bellen naturgetreu nach und sagte: "Nie in meinem Leben bin ich so erschrocken. Ich knipste das Licht an, sprang aus dem Bett und suchte nach dem Hund!“

Mrs. Liddell erzählte Bubbles Geschichte und meinte, es müsse seine ungewöhnlich tiefe Stimme gewesen sein, die den Gast so erschreckt habe. Es sei Bubbles Gewohnheit gewesen, Gäste in diesem Zimmer zu besuchen und mit freundlichem Bellen zu begrüßen!

Bubbles ließ es aber bei der einmaligen Begrüßung bleiben und behelligte den erschreckten Gast in den folgenden Nächten nicht wieder.

Mr. C. Hammersley, ein kanadischer Farmer, erzählt, wie nach dem Tode seines Hundes das Vieh beim Eintreiben immer schön beisammenblieb, als sei der Hund ihm noch immer behilflich, die Herde zusammenzuhalten. Diese unsichtbare Hilfe wurde ihm jeden Tag zuteil, bis er einen anderen Hund bekam. "Manchmal“ sagt er, "kommt es auch jetzt noch vor.“

Sein Bruder hatte ebenfalls ein bemerkenswertes Erlebnis. Eines Nachts, als er allein aus der Stadt zur Farm zurückkehrte, hörte er auf der einsamen Landstraße hinter sich ein Geräusch. Er drehte sich um und sah zwei verdächtig aussehende Gestalten auf sich zukommen. Er konnte sie in der Dunkelheit nicht erkennen, aber die Umrisse schienen sich drohend zu nähern. Waren es Banditen, die ihn ausrauben wollten?

Im gleichen Augenblick erschien ein großer schwarzer Hund an seiner Seite. Die beiden Männer sahen das Tier und verschwanden mit einem Fluch in den Schatten der Nacht. Als er das Farmhaus erreichte, war der Hund noch immer an seiner Seite. Er bückte sich und streichelte das Tier, das ihn so gut beschützt hatte, aber während er noch dabei war, es zu bestaunen und zu liebkosen, war es plötzlich verschwunden!

Wir haben in unserer eigenen Wohnung manchmal flüchtig den Schatten Snoopys, unseres ersten Katers, gesehen.

Während Snoopys Erdenleben blieb er einmal eine ganze Woche lang unauffindbar. Ich war so unglücklich über das Verschwinden des Tieres, daß ich im Laufe unserer wöchentlich stattfindenden Séance unsere jenseitigen Helfer bat, die Katze, sofern sie nicht "tot" sei, zu uns zurückzuführen. Sie versprachen, ihr Möglichstes zu tun.

Es gelang ihnen, Snoopy nach Hause zu bringen! Am Tage nach der Séance fanden wir einen abgemagerten und verwilderten Snoopy vor unserer Türe sitzen. Er schien in einem merkwürdig benommenen Zustand zu sein. Im Laufe einiger Stunden verschwand diese beinahe tranceartige Benommenheit, und erst dann fraß und trank er.

Auf welche Weise Snoopy zu uns zurückfand, weiß ich nicht; ich bin aber sicher, es geschah mit jenseitiger Hilfe.

Helfer im Jenseits verachten den Dienst selbst des bescheidensten vierbeinigen Geschöpfes nicht, wenn es gilt, uns Erdenmenschen Beweise eines Lebens nach dem Tode zu übermitteln. Das Medium Harold Sharp pflegte regelmäßig mit vier anderen Personen wöchentlich einer Séance beizuwohnen. Die jenseitigen Helfer äußerten sich bei diesen Gelegenheiten durch Tischrücken. Wie ich in einem früheren Kapitel schon erwähnte, werden die Nachrichten aus dem Jenseits bei solchen Séancen durch Klopfzeichen oder Neigen des Tisches übermittelt. Jeder Buchstabe des Alphabets wird durch eine Zahl wiedergegeben, die durch wiederholte

Klopfzeichen oder wiederholtes Neigen des Tisches ausgedrückt wird.

Eines Abends, gerade als die Sitzung zu Ende ging, wurde folgende Nachricht durchgegeben: "Harold, rette die Hilflosen. Selbst das Kleine spielt im Rahmen des großen Planes eine wichtige Rolle."

Harold Sharp war damals einer Mrs. Appleby bei ihren Bemühungen, jeden Abend Hunderte von Armen zu speisen, behilflich und nahm an, die jenseitige Aufforderung bezöge sich auf diese Tätigkeit.

Nach Abschluß der Séance wurden, wie üblich, Tee und Erfrischungen gereicht; es wurde noch geplaudert, und schließlich machten sich die Mitglieder der Gruppe zum Aufbruch bereit. Draußen schneite es, und als Harold Sharp ins Freie trat, sah er vor der Haustüre ein kleines Kätzchen verloren im Schnee sitzen.

"Nanu, woher kommst du denn?" fragte Harold. Als er sich bückte und das Tierchen auflas, begann es zu schnurren. Seine Frage konnte es leider nicht beantworten.

Mr. Sharp schaute das Kätzchen, das sich zufrieden in seinen Arm schmiegte, genauer an. "Ich bin sicher, ich habe diese Katze auf einem Türpfosten in Hendon Way sitzen sehen", sagte er zu den anderen. "Ich erinnere mich an das Haus. Ich werde das Kätzchen dort hinbringen und versuchen, seinen Besitzer zu finden." Hendon Way lag gute zwei Meilen entfernt, und seine Freunde rieten ihm ab, in der Kälte und so spät abends noch auf die Suche zu gehen. Die Chance, daß das Kätzchen wirklich in das Haus gehöre, an das er sich zu erinnern glaubte, sei doch sehr gering. "Du wirst nur erreichen, daß die Katze noch mehr von ihrem Weg nach Hause abkommt", meinten sie. "Weißt du denn überhaupt, ob es wirklich die Katze ist, die du in Hendon Way sahst? Diese gestreiften Kätzchen sehen doch alle gleich aus!“

Was für eine Bemerkung einem Katzenkenner und Tierliebhaber wie Harold gegenüber! Nun war er wirklich entschlossen zu beweisen, daß er sich nicht irrte. Das Tierchen im Arm, marschierte er los. Das Haus, das er endlich erreichte, lag in Dunkelheit. Er klingelte mehrere Male, und schließlich öffnete ein Mann die Türe.

“Ist dies Ihre Katze?” fragte das Medium. Hocherfreut bejahte der Mann die Frage und bat Harold Sharp einzutreten. Im Laufe der Unterhaltung sagte der Mann, er habe das Kätzchen ”Das Kleine” getauft, weil es so winzig sei! Als Harold Sharp das hörte, erzählte er von der Séance und von der besonderen Nachricht, die “Das Kleine” erwähnt hatte.

Der Besitzer des Kätzchens horchte auf. Er wisse wenig von diesen Dingen, sagte er, aber er habe Trost dringend nötig. Alle seine Lieben seien nacheinander gestorben. Erst seine Mutter, dann seine Frau und nun auch sein Kind.

Über eine Stunde blieb Harold Sharp in jener Nacht noch in dem Haus und erzählte dem vereinsamten Mann von dem Jenseits, von unserem Weiterleben nach dem Tode und den mannigfaltigen Beweisen, die es für diese Tatsache gibt.

Später forschte der Mann aus eigenem Antrieb der Wahrheit nach und war überglücklich, als bei einer Materialisations-Séance mit Helen Duncan sein kleiner Junge vor seinen Augen Gestalt annahm. Das “tote” Kind sagte: “Daddy, ich war es, der “Das Kleine” von zu Hause weglockte! Wir wollten, daß du die Wahrheit lernst ...”

Viele berühmte Männer haben bestätigt, Beweise für ein Weiterleben nach dem “Tode” erhalten zu haben. Sir Arthur Conan Doyle erzählt, wie ihn ein Medium einst besuchte, beim Betreten seines Arbeitszimmers seinen “verstorbenen” Hund sah und ihn genau beschrieb.

Sir Oliver Lodge, der auf nahezu 60 Jahre reichhaltiger Erfahrungen in allen geistigen Gebieten zurückblickte, schrieb:

“Man hat mich oft nach meiner Ansicht in Bezug auf ein Weiterleben von Tieren nach ihrem Tode gefragt. Nun, das Gefühl der Zuneigung ist das vitalste Gefühl im Strom des Lebens. Es überdauert zusammen mit anderen lebenswichtigen Realitäten die Lebensspanne des physischen Körpers. Liebe ist von allen regierenden Prinzipien des Universums das stärkste, und keine Realität dieser Art kann je ihre Existenz verlieren.

Sinnbilder aus hoher und maßgebender Quelle veranschaulichen diese Wahrheit. Es heißt, daß selbst die Haare unseres Hauptes gezählt sind, daß ohne Wissen des himmlischen Vaters kein Spatz zu Boden fällt.

Das Leben an sich verliert seine Existenz nicht; es löst nur seine Verbindung mit der Materie auf. Gewöhnliche Pflanzen und Tiere erringen keine Individualität und haben daher kein individuelles Fortleben. Höheren Tieren hingegen ist es gegeben, einige der menschlichen Qualitäten in sich zu entwickeln. Sie haben eine Stufe erreicht, auf der sich das individuelle Gedächtnis formt, das der Anfang einer Persönlichkeit ist, und bei manchen Tieren wird die Liebe zum Menschen zum dominierenden Faktor ihres Daseins.”

Dieser große Wissenschaftler erklärte, sein “verstor bener” Sohn Raymond habe ihm gesagt, daß “sein Lieblingshund ihn im Jenseits begrüßte, daß weder er noch andere Menschen von ihren Freunden aus der Tierwelt getrennt seien. Liebe gehört nicht zu den vergänglichen, sondern zu den unvergänglichen Dingen, und wir können einer Wiedervereinigung jenseits des Grabes getrost entgegensehen."

"Die äußere Form des physischen Körpers hat wenig zu bedeuten. Es ist die Seele mit all' ihren Erscheinungen, die den Tod überdauert, sofern sie wahre Realität besitzt, und es scheint mir, daß manche Tiere diese Stufe erreicht haben. Alle Beweise deuten darauf hin, daß ein Weiterleben nach dem Tode in ihrem Fall Tatsache ist."

Die Tiere im Jenseits

Viele Beweise zeugen dafür, daß die höherentwickelten Tiere, weil sie im diesseitigen Leben mit Menschen Verbindung hatten, auch im Jenseits ihre Individualität bewahren.

Wie lange sie in ihrer Tierform weiterleben, wird vielleicht von verschiedenen Faktoren abhängen, wie zum Beispiel dem Grad des erreichten Bewußtseins oder der Stärke ihrer Bindung zum Menschen. Mit der Zeit mag sich das Band der Liebe, das ein Tier mit einem Menschen verbindet, aus diesen oder jenen Gründen lockern.

Das Weiterleben von Tieren als Tiere mag nicht so dauerhaft sein wie das Weiterleben von Menschen in ihrer menschlichen Individualität, und die unbegrenzten Möglichkeiten des Menschen, sich in alle Ewigkeit von Stufe zu Stufe immer höher zu entwickeln, mögen dem Tier nicht in der gleichen Weise offenstehen.

Das heißt nicht, daß Fortschritt den niedrigeren Lebensformen verschlossen bleibt; aber ihre Entwicklung mag eine Richtung einschlagen, die von der des Menschen abweicht.

Viele Menschen glauben, daß Tiere im Laufe der Zeit schließlich als Menschen auf Erden wiedergeboren werden. Manchmal fragt man sich, ob das Fortschritt oder Rückschritt wäre. Für diese Dinge gibt es keine Beweise, wie wir sie für ein individuelles Weiterleben nach dem "Tode" erhalten haben. Sie bleiben daher reine Theorien, Vermutungen, Annahmen.

Immerhin haben uns hochstehende Geister im Jenseits, für deren Weisheit wir den größten Respekt hegen, ihre Ansichten über einige dieser Probleme bekanntgegeben. Ich habe einem im weitesten Kreise anerkannten geistigen Helfer einige Fragen unterbreitet. Seine Antworten sind in dem nächsten Kapitel wiedergegeben.

Wenn man alle Theorien beiseite läßt, kann als Tatsache angenommen werden, daß der Kontakt zwischen Mensch und Tier auch im Jenseits weiterbesteht, solange das Band gegenseitiger Liebe sie verbindet und beide wünschen, daß der Kontakt aufrechterhalten bleibt.

Wenn Mensch und Tier beide im Jenseits sind, werden sie wohl kaum alle ihre Zeit zusammen verbringen. Ist es nicht auch auf Erden so? Der Lauf des täglichen Lebens bringt Trennungen von Menschen mit sich, die uns nahestehen - und Trennungen von Tieren.

Jenseitige Helfer versichern uns, daß es zwischen Mensch und Tier im Jenseits keine Barrieren gibt, wenn beide einander suchen.

In einem der vorangegangenen Kapitel erzählte ich, wie Mr. Holland Hennequin auf einer Séance seinem "toten“ Sohn Eddie sagte, der Hund Dinkie sei krank und würde wohl bald zu ihm in das Jenseits kommen. Eddie antwortete: "Wenn er kommt, wird er mein ‘Zuhause’ hier mit mir teilen, bis du und Mutter auch herüberkommen.“

Wo das Band der Liebe noch besteht, gibt es wohl keinen Zweifel, daß ein in das Jenseits kommende Tier von seinen vorangegangenen menschlichen Freunden empfangen und betreut wird.

Ein vor seinem Eigentümer "sterbendes“ Haustier wird im Jenseits oft von Menschen begrüßt und aufgenommen, die dem Eigentümer auf Erden nahestanden. Das ist ein selbstverständlicher Freundschaftsdienst.

Dr. Margaret Vivian berichtet in "Psychic News“ von einem Freund im Jenseits, den sie R. F. nennt. Dieser Freund antwortete auf ihre Frage nach ihrem "toten“ Hund: "Er ist bei mir und kommt dich oft besuchen ... Er wartet, bis auch du zu uns kommst und wird auch dann noch weiterleben. Hundeliebhaber wie ich betreuen hier deinen und andere Hunde mit besonderer Liebe und Sorgfalt.“

Abgesehen von Tieren die im Jenseits von Angehörigen oder Freunden ihrer Eigentümer empfangen werden, gibt es natürlich viele, denen ein so persönlicher Kontakt versagt bleibt.

Aber auch für solche ist gesorgt. Manche Menschen im Jenseits haben es sich zur besonderen Aufgabe gemacht, unsere "geringeren“ Brüder liebevoll aufzunehmen und ihnen zu helfen, damit sie sich an ihre neue Daseinsform gewöhnen. So viele Tiere sind auch in der nächsten Welt auf menschliche Liebe angewiesen. Wäre nicht ein Hund in einer Welt ohne Menschen vollkommen verloren?

Nicht nur Haustiere oder Tiere mit besonderem Kontakt zu Menschen finden im Jenseits ihre eigene Sphäre. Alle Tiere gehen mit dem Tode ihres physischen Körpers also auch in ihre Tiersphäre über. Sie werden naturgemäß von der geistigen Umwelt angezogen, die dem Grad ihres Bewußtseins, ihren Bedürfnissen und den Umständen ihres "Todes“ am meisten entspricht.

Ich möchte hier einfügen, daß die verschiedenen Sphären des Jenseits keine abgegrenzten Territorien im geographischen Sinne bilden. Es sind Lebensbedingungen und Umwelten, die in ihren mannigfaltigen Eigenschaften die entsprechenden Seelen anziehen.

Bewohner einer ihrer Natur entsprechenden Sphäre

können sich aber auch in anderen Sphären bewegen; so kann z. B. eine Seele, die sich in eine höhere Sphäre entwickelt hat, zu den Bewohnern einer niedrigeren Region herabsteigen, um ihnen zu helfen.

Viele Menschen im Jenseits haben sich die Tiersphäre als Arbeitsfeld gewählt. Manche besuchen sie, andere leben in ihr.

Sie finden Frieden und Freude in der Erfüllung ihrer Pflichten im Dienste an der Tierwelt. Manches vor seinem Besitzer "gestorbene“ Haustier braucht die liebevolle Fürsorge eines menschlichen Wesens, und so mögen sich manche dieser Helfer die Aufgabe gestellt haben, "toten“ Tieren den Kontakt mit ihren Besitzern auf Erden zu ermöglichen und trauernden Erdenmenschen zu beweisen, daß ihre geliebten Tiere so lebendig sind wie je zuvor.

Andere möchten vielleicht Versündigungen gegen die Tierwelt wieder gutmachen. Wer gedankenlos frei lebende Tiere "getötet“ hat, mag zum Beispiel als Sühne den vielen Tierseelen beistehen, die, in unseren Schlachthäusern "getötet“, in ihrer neuen Umgebung erwachen. Er mag ihnen helfen, sich in ihrer neuen Daseinsform zurechtzufinden und sie zu den grünen Feldern führen, auf denen auch sie ihren Frieden finden und nie wieder die Schrecken des Schlachthauses durchleben müssen.

Nach göttlichen, unabänderlichen Gesetzen wird jede Menschen- und Tierseele im Jenseits für jedes an ihr verübte Unrecht, für jeden unschuldig erlittenen Schmerz entschädigt werden.

Viele werden fragen: "Was geschieht mit ‘toten’ Tieren, die nie Kontakt mit Menschen und keinerlei Gelegenheit hatten, auch nur das erste Dämmern eines individuellen Bewußtseins zu erwecken?“

Was geschieht mit den ungezählten freilebenden Tieren unserer Erde? Was wird aus den Vögeln der Luft, aus den Insekten? Was erwartet Tiere, deren einziger Kontakt mit Menschen darin bestand, daß sie zu seiner Ernährung gezüchtet und geschlachtet wurden, oder die Tiere, die dem Jäger als Beute dienten?

Es gibt keine Beweise für ihr persönliches, individuelles Weiterleben, wie es für höher entwickelte Tiere mit individuellem Bewußtsein der Fall ist.

Aber selbst die primitivsten Lebewesen existieren in der einen oder anderen Form weiter, denn der "Tod“ der stofflichen Hülle kann das Leben nicht auslöschen.

Da diese Wesen noch zu ungenügend entwickelt sind, um uns ihre fortdauernde Existenz selbst zu beweisen, müssen wir uns auf die Auskünfte unserer Helfer im Jenseits verlassen.

In Bezug auf das Weiterleben der primitivsten Lebensformen gehen die Meinungen jenseitiger Geister in manchen Einzelheiten auseinander. Über die hauptsächlichen Punkte aber, auf die es ankommt, herrscht Einigkeit.

Die allgemeine Auffassung ist, daß Geschöpfe der Tierwelt in ihre eigene Sphäre eingehen. Raubtiere aber, so wurde uns gesagt, fallen nicht mehr über andere Tiere her; der Instinkt, der sie dazu getrieben hat, erlischt. In der selben Weise fallen die unangenehmen Eigenschaften der Parasiten und des Ungeziefers weg.

Wir haben dem leitenden Geist unserer Séance-Gruppe Fragen über viele dieser Punkte gestellt. Sie erscheinen, mit seinen Antworten im nächsten Kapitel.

Beschreibungen der Tiersphären sind uns durch verschiedene Medien von jenseitigen Helfern übermittelt worden. Mr. E. E. Green, ein Medium, dessen besondere Gabe die "automatische“ Schrift ist, gibt uns den Bericht eines Geistes, der sich "Lampbearer“ (Lichtträger) nennt. Durch die Hand des Mediums beschreibt Lampbearer einen Besuch im Reich der jenseitigen Tierwelt.

Er schreibt, es sei eine kleine, sich selbst genügende, in ihrer Art vollkommene Welt. Er erzählt, wie er dort Tiere aller Art antraf: Haustiere, wilde Tiere und Gattungen, die er nie zuvor gesehen hatte.

Während er die vielen Tiere beobachtete und bewunderte, sah er Kinder mit ihren Lieblingstieren spielen. Einige Knaben sprangen auf die Rücken ihrer Pferde und führten sie zu Lampbearer, um sie von ihm streicheln zu lassen. Die Pferde rieben ihre Köpfe liebevoll an ihren Spielgefährten und schienen genau zu wissen, was um sie herum geschah.

Er beschreibt, wie Hunde auf ihn zuliefen, ihn begrüßten und auch von ihm geliebkost werden wollten. "Alle Hunderassen waren vertreten. Kleine Hündchen, größere und die ganz großen, starken Hunde, die ihren Eigentümern Arbeitsgenossen, Helfer und Kameraden waren. Viele Besitzer besuchen ihre Tiere dort.“

Auch Katzen und andere Haustiere seien in großer Anzahl dort gewesen. Alle Tiere kämen im Jenseits unter den Schutz von Menschen, die sich für diese Aufgabe besonders eigneten, erläuterte Lampbearers Führer durch die Tiergefilde. Diese Menschenseelen verbrächten jedoch nicht all ihre Zeit mit den Tieren; andere, ebenfalls notwendige Pflichten ließen das nicht zu.

Nachdem sie einen Fluß überquert hatten, kamen sie in das Reich der Vögel. Lampbearer hörte selten süßere Harmonien des Gesanges. Er sah Gefieder von unbeschreiblich schöner Farbenpracht, und die Luft war mit dem Lobgesang der Vögel für ihren Schöpfer erfüllt.

Bäume gaben den gefiederten Geschöpfen ihre natürliche Wohnstätte, und Blumen sorgten für ihren Lebensnektar.

Vor seinem Besuch der Tiersphäre hatte Lampbearer keine Ahnung gehabt, daß auch die Tiere Seelen haben. Als er seinem Erstaunen darüber Ausdruck gab, erklärte der ihn begleitende Geist: "Sie haben auch keine Seelen in dem gleichen Sinne wie wir Menschen; aber sie haben ein zweites 'Selbst', das mehr oder weniger ein Ebenbild ihres Tier-Selbst ist - in der gleichen Weise, wie die menschliche Seele ein Ebenbild des Menschen in seiner physischen Hülle ist.

Dieses 'Innere Selbst' ist eine vorwärtsstrebende Realität, wie du und ich sie besitzen, nur, wenn ich es so ausdrücken darf, auf einer niedrigeren Stufe. Der sie beseelende Lebensfunke entspringt demselben 'göttlichen Amboß' wie der der Menschheit. Da aber diese Lebensessenz durch anders geartete Kanäle fließt, liegt ihre Entwicklung auf einer anderen Ebene. Daher sind die Tiere selbst in dieser Sphäre dem Menschen untertan."

Antworten aus dem Jenseits

Der Geisthelfer und Lehrer unserer Séance-Gruppe ist ein Indianer, den wir als "Silver Birch“ (Silber-Birke) kennen.

Silver Birchs Lehren sind in einer Reihe von Büchern erschienen. Die einfachen, grundlegenden Wahrheiten, die sie der Menschheit bringen, werden in aller Herren Länder gelesen, und Tausende von Menschen lieben und verehren diesen weisen Geist.

Er besitzt die Gabe, seine Lehren auf schönste und ausdrucksvollste Weise in Worte zu kleiden; die Wahrheiten aber, die ihren Inhalt bilden, sind so einfach und verständlich, daß ein Kind sie begreifen kann.

Kleriker verschiedener Religionen, Männer in hohen Ämtern, Journalisten, Künstler, Männer und Frauen aus vielen fremden Ländern haben Silver Birchs Séancen besucht.

So viele Fragen ihm auch gestellt werden, ich habe nie erlebt, daß Silver Birch eine Antwort schuldig blieb.

Es mag seltsam erscheinen, daß der Geist eines einfachen Indianers eine so tiefe Kenntnis des Gesetzes besitzt, das er uns lehrt.

Viele hochentwickelte Geister aber hüllen sich sozusagen in die Persönlichkeit eines solchen "toten“ Indianers, weil die Indianer auf dem Höhepunkt ihrer Entwicklung Meister okkulter Kräfte waren.

Diese Astralhülle verbirgt die wahre Identität des hochentwickelten geistigen Wesens, die seine Schüler hier auf Erden vielleicht vollkommen überwältigen würde.

"Eines Tages werdet ihr erfahren, wer ich bin“, sagte uns Silver Birch. "Ich mußte durch die demütige Persönlichkeit eines einfachen Indianers zu euch kommen, um eure Liebe und Ergebenheit zu erringen, um einzig und allein durch die Wahrheit meiner Lehren - und nicht durch einen hochklingenden Namen - meinen Wert zu beweisen. So will es das Gesetz."

Ich war sicher, Silver Birchs Ansichten über das Fortleben von Tieren nach dem "Tode" würden aufschlußreich sein, und so haben wir ihm folgende Fragen vorgelegt, um seine Antworten hier wiedergeben zu können:

Frage: *Sind die Tiere im Jenseits immer mit ihren Eigentümern zusammen, oder sind sie in der Tiersphäre zu Hause?*

Antwort: Es ist unterschiedlich; Liebe ist der entscheidende Faktor. Ihr wißt, daß Liebe das Weiterleben von Tieren bestimmt. Die Liebe zwischen einem Menschen und einem Tier verleiht dem Tier jenseits des Grabes ein zeitbegrenztes Bewußtsein.

Wenn beide, Eigentümer und Tier, im Jenseits sind, dann teilt das Tier die Wohnstätte seines Herrn. Übrigens gefällt mir das Wort "Eigentümer" nicht; niemand kann die Seele eines anderen Wesens besitzen. Sagen wir lieber: der Mensch, dem das Tier auf Erden diente und der es immer geliebt hat. Liebe ist das Band, das Mensch und Tier verbindet, und das Tier wird dort sein, wo der geliebte Mensch ist. In einem solchen Falle ist es unnötig für das Tier, die Tiersphäre zu bewohnen, denn es hat ja sein Zuhause bei seinem Herrn.

In der Tiersphäre weilen Tiere, die vor ihren Herren in das Jenseits kommen. Sie brauchen Menschen, die sich ihrer annehmen; sie wären sonst, abgeschnitten von der Liebe, die nicht nur ihr Herz erwärmte, sondern ihnen auch ihre begrenzte Unsterblichkeit einhauchte, völlig verwirrt.

Wenn ein Tier vor dem Menschen, der es liebte, der für es sorgte und ihm Gedächtnis, Verstand, Urteilsvermögen und Anhänglichkeit zu entwickeln half, in unsere Welt kommt, so geht es in die jenseitige Tierwelt ein. Dort wartet es, bis es den vermißten Herrn wieder begrüßen kann. Es bleibt in der Obhut von Menschen, die, genau wie bei euch auf Erden, besonders geschult sind, Tiere zu betreuen, deren Herrchen oder Frauchen abwesend sind.

Frage: *Welcher Umstand sichert einem Tier durch seinen Kontakt mit Menschen sein individuelles Weiterleben nach dem "Tode“?*

Antwort: In einer gewissen Periode ihrer langen, evolutionären Entwicklung erreichte die Schöpfung den Augenblick, da der Große Geist oder das göttliche Gesetz dem Tierischen seinen Atem einhauchte und es beseelte. Es wurde sich seiner selbst und seiner lebendigen Existenz bewußt. Es folgte das erste Dämmern der Vernunft; Intelligenz erwuchs und mit der Intelligenz die Fähigkeit zu urteilen, zu entscheiden, abzuwägen. Im Keim war all das von Urzeiten her schon vorhanden - soweit ihr in die Anfänge der Evolution zurückdenken mögt; aber der Atem des Großen Geistes mußte es erwecken.

So wie der Atem des Großen Geistes den göttlichen Funken zur Flamme entfachte, könnt ihr durch die Macht der Liebe diesen Vorgang auf ein Tier, das im Schutze eurer Zuneigung lebt, übertragen. Ihr seid Teil des Großen Geistes, und ihr bergt in euch die Fähigkeit, die Attribute des Geistes auf die Tiere zu übertragen, die euch in der Evolutionsentwicklung am nächsten stehen. Durch euer Interesse an ihnen, durch die Ausstrahlung eurer Liebe könnt ihr das Bewußtsein erwecken, das im Laufe der Zeit durch Evolution seinen eigenen Höhepunkt erreichen wird.

Liebe ist das Grundprinzip allen Lebens. Der Tod kann die Stimme der Liebe weder in Menschen noch in Tieren zum Schweigen bringen. Liebe ist die treibende Kraft des Universums; Liebe leitet alles Leben; und Liebe sucht - durch den Menschen - Auswirkung auf alle Kreaturen, seien sie der Menschheit ebenbürtig oder untergeordnet.

Die Liebe des Menschen für evolutionsmäßig niedrigere Wesen - den Hund, die Katze und andere dem Menschen nahestehende Tiere - kann mit dem "Tode“ nicht erlöschen. Liebe bestimmt die Fortdauer des Lebens, denn die Liebe selbst dauert immerfort.

Frage: *Wie lange dauert das Weiterleben eines Tieres nach seinem "Tode“? Hat es dieselbe Dauerhaftigkeit wie das Weiterleben des Menschen?*

Antwort: Nein. Es gibt einen Unterschied. Von einer gewissen Stufe an weicht die Evolution des Tieres unweigerlich von der des Menschen ab. Nach irdischer Zeitrechnung mag dies erst nach Hunderten oder Tausenden von Jahren geschehen; Menschengeist und Tiergeist entwickeln sich mit verschiedener Geschwindigkeit, und so kommt die Zeit, da das Tier zurückgelassen werden muß, weil es mit dem rastlos zum Licht drängenden menschlichen Geist nicht Schritt halten kann.

Wenn ihr die stoffliche Hülle abgestreift und euch den Umständen eures neuen geistigen Lebens angepaßt habt, wenn ihr erkannt habt, daß alle euch an die Erde fesselnden Bande gelöst sind, wird euch ein Drang zu weiterer, höherer Entwicklung beseelen und der Wunsch, eure innewohnende Göttlichkeit zu entfalten. Ihr werdet danach streben, alle Gaben zu entfalten, deren Ausübung euch zu höheren Diensten befähigt. Je höher ihr in dieser Sphäre geistigen Fortschritts steigt, desto schwieriger wird es für das Tier, euch zu folgen; und so wird das Band der Liebe allmählich schwächer. Die Flamme, die diese Liebe entzündete und jenseits des Grabes nährte, flackert und geht schließlich in der Gruppenseele der Gattung auf.

Frage: *Heißt dies, daß das Tier seine Persönlichkeit und seine Individualität verliert?*

Antwort: Ja. Das ist der große Unterschied zwischen den beiden Evolutionsarten. Das Tier hat als Gruppe die Stufe der Evolution erreicht, auf der die Gruppe als Ganzes individualisiert wird; sonst wäre es nicht mehr Tier, sondern hätte die Stufe der Menschheit erreicht. Da ihr aber dem Tier in seiner Evolution einen Sprung vorwärts ermöglicht und durch eure Liebe seinen Fortschritt fördert und anspornt, muß es zu der Gruppe zurückkehren, aus der es entsprang.

Frage: *Das erscheint ungerecht! Das einzelne Tier muß also, obwohl es seine Individualität errungen hat, zurück in die Gruppenseele und das Gewonnene wieder verlieren?*

Antwort: Es ist nicht ungerecht. Das Tier fördert den Fortschritt der Gruppenseele; es beschleunigt die Evolution seiner Gattung, fügt dem Ganzen sein Scherflein bei und bereichert es damit. Es ist das Opfer des Einzelwesens für das Wohl der Gruppe. Je mehr solcher Opfer gebracht werden, desto schneller steigt die Gruppenseele zu der Stufe hinauf, auf der sie das Tierstadium hinter sich läßt und reif wird, individuelle Seelen in menschlicher Form zu bilden.

Frage: *Ist das der Zeitpunkt, zu dem sie inkarnieren?*

Antwort: Es gibt zwei Arten von Inkarnation: Inkarnation der alten Seele, die wieder in die Materie hineingeboren wird, und die Fleischwerdung der "neuen Seele“, die ihre erste Phase als individuelle Persönlichkeit in der physischen Welt antritt.

Frage: *Meinst du, als menschliche Persönlichkeit?*

Antwort: Ja. Beides sind bewußte, individuelle Seelen; aber eine Seele ist "alt“ und kehrt zurück, um einen Kreislauf zu vollenden oder zu helfen, daß er vollendet werde; die andere ist "neu“ und steht auf der ersten Sprosse der Leiter. Die neue Seele entspringt der Gruppe, die einst Tier war, dem "Sammelbecken“ des Geistes, das alle Phasen der Tier-, Vogel-, Fisch- und Reptilienevolutionen bis zurück zum ersten Keimen des Lebens im Urschlamm der Erde durchlaufen hat.

Frage: *Das ist die Lehre der Theosophen!*

Antwort: Es ist mit gleichgültig, wessen Lehre es ist. Etiketten interessieren mich nicht.

All' diese geistreichen Kritiker, die nicht nach Kenntnissen streben, sondern einzig und allein ihre Intelligenz zur Schau tragen möchten, erkennen die einfachste Wahrheit nicht! Nehmt ihr eine Spinne bei euch auf, um sie mit Liebe zu überhäufen? Versucht ihr, einem Käfer eure Zuneigung zu schenken und ihm zu dienen? Bietet ihr solchen Wesen Kameradschaft und Herzenswärme an?

Nein! Ihr tut es nicht, weil ihr euch des ungeheuren Abstandes, der euch von diesen Kreaturen trennt, bewußt seid; weil ihr instinktiv erkennt, wie weit sie evolutionsmäßig von euch entfernt sind. Ihr nehmt die Haustiere - den Hund, die Katze, manchmal den Affen - zu euch, weil ihr euch diesen Tieren nahefühlt. Sie sind auf der Evolutionsleiter nur eine Sprosse unter euch. Sie sind bereit, eure Liebe, eure Zuneigung aufzunehmen, weil sie die nächste Stufe in ihrer Evolution, die Inkarnation als Menschen erwarten.

Frage: *Niedrigere Tierformen werden auch manchmal von Menschen in ihren Häusern aufgenommen. Folgt daraus, daß diese Tiere ebenfalls dazu bereit sind?*

Antwort: Es gibt Ausläufer, welche die Vorhut, und Rückschläge, welche die Nachhut der Evolution bilden. Es sind immer Beispiele dessen vorhanden, was sein wird, und dessen, was war. Und es gibt immer Ausnahmen. Ihr findet das unintelligente Tier, das rückläufig ist, und den intelligenten Vogel, der dem Hund voraus ist. Aber ihr dürft das allgemein gültige Prinzip und diese Ausnahmen nicht durcheinanderbringen.

Frage: *Werden Teile der Gruppenseele einmal oder mehrere Male als Tiere geboren?*

Antwort: Einmal. Die Gruppenseele wird durch die Bemühungen jedes einzelnen Tieres bereichert. Wiedergeburt ist unnötig; sie würde den Fortschritt aufhalten.

Frage: *Wäre es wünschenswert, die Liebe, die wir Hunden und Katzen schenken, auf die ganzen lebenden Kreatur auszudehnen?*

Antwort: Ja, aber erwartet von den niedrigeren Geschöpfen der Evolution nicht dieselbe Reaktion. Liebe erzeugt Liebe; Haß erzeugt Haß. Ihr müßt nur bereit sein, je weiter ihr auf der Evolutionsleiter herabsteigt, weniger und weniger Wiederhall zu finden. Erwacht Zorn in eurem Herzen, so ist er nur gegen euch selbst gerichtet, gegen eure eigenen Mängel, eure eigene Unvollkommenheit. Erst wenn ihr Ärger, Zorn, Haß und Neid überwunden habt, öffnet sich der Weg zu den geistigen Errungenschaften.

Frage: *Wenn ein Teil einer Gruppenseele menschliche Inkarnationen beginnt, und diese Inkarnationen erweisen sich als Fehlschläge, kehren sie dann in die Tiergruppe zurück?*

Antwort: Nein. Wenn das individuelle Bewußtsein erwacht und menschlich geworden ist, kann es nie wieder erlöschen. Es ist euer unlösbares Bündnis mit dem Großen Geist.

Frage: *Wie wirkt sich das Kompensationsgesetz in Bezug auf geschlachtete Tiere aus?*

Antwort: Es gibt eine Kompensation, aber sie wirkt sich auf die Gruppenseele, nicht auf das einzelne geschlachtete Tier aus. Auswirkungen der Kompensations- und Vergeltungsgesetze sind bei unentwickelten Tieren und Menschen verschieden. Das Tier, das in die Gruppenseele zurückgehen muß, kann dem Gesetz persönlicher Kompensation in unserer Welt nicht unterliegen, da es individuell nicht mehr existiert. Kompensation findet im Rahmen der Gruppe statt; es tut mir leid, ich kann es euch nicht erklären, da eure Welt keine Vergleichsmöglichkeiten bietet.

Frage: *Manche Menschen sagen, Ungeziefer wie Läuse und Wanzen seien die Ausgeburt schlechter oder böser menschlicher Gedanken. Ist das wahr, oder sind sie einfach die natürlichen Resultate von Schmutz und Krankheit?*

Antwort: Was ruft Schmutz und Krankheit hervor? Sind sie nicht in dem einen oder anderen Stadium auf die Selbstsucht des Menschen, die man wohl seine schlechten Gedanken nennen könnte, zurückzuführen? Der physische Anlaß liegt in mangelnder Hygiene, in bazillengeladenen Nährböden, in unnötigem Schmutz, unnötiger Krankheit, ungesunden Wohnstätten, Mangel an Sonne und frischer Luft. Diese Dinge aber entstanden durch die Selbstsucht, die Unmenschlichkeit des Menschen gegen seinen Nachbarn, die man recht treffend als seine bösen Gedanken bezeichnen könnte, oder, wie ich es ausdrücken würde: seinen Mangel an höherer Entwicklung. Entledigt euch der Selbstsucht, der Ausbeutung Anderer, eines Systems, das Geiz und Gier gebiert, und ihr werdet auch euer Ungeziefer los.

Frage: *Das kann aber zum Beispiel auf Moskitos nicht zutreffen.*

Antwort: Ihr dürft nicht vergessen, daß das Leben der Natur in eurer Welt noch immer den Gesetzen der Evolution unterliegt; daß das Gleichgewicht der Natur, den Menschen entsprechend, die eure Erde bewohnen, dauernden Änderungen unterworfen ist. Je höher die Menschheit sich entwickelt, desto weniger werden die Schattenseiten der Natur hervortreten. Das Wachstum des menschlichen Geistes und die Naturphänomene der Länder, in denen der Mensch lebt, stehen in Beziehung zueinander.

Ihr könnt weder den Menschen von seiner Umwelt noch die Entwicklung des Menschen von den Naturphänomenen seiner Welt trennen. Sie laufen mehr oder weniger parallel. Der Mensch als Teil der Schöpfung, Teil des Großen Geistes, trägt seinen Anteil zu den natürlichen Gesetzen bei, die sein eigenes und auch das Leben seines Landes regieren. Ich sagte, die Entwicklung läuft mehr oder weniger parallel. Es besteht eine Lükke, weil sich der Einfluß früherer Generationen erst auswirken muß.

Frage: *Bezieht sich dies auch auf wilde Tiere und auf Raubtiere?*

Antwort: Zum Teil, aber vergeßt nicht, daß die Evolution nie still steht! Sie ist ein ununterbrochen fortlaufender, ewiger Vorgang; ein Wachsen aus elementarer Form, durch das Niedrigere hinauf zum Höheren. Das Niedrigere von gestern wird das Höhere von heute, und was heute das Höhere ist, wird morgen vielleicht das Niedrigere sein.

Frage: *Es gibt also auch Rückschritt im Rahmen der Evolution?*

Antwort: Ja, wenn ihr es so nennen wollt, denn die Evolution bewegt sich in Zyklen oder, wie eure modernen Philosophen heute glauben, in Spiralen. Wie ihr es ausdrückt, ist nebensächlich. Auf Fortschritt folgt ein Zurückfallen, dann ein größerer Fortschritt und wieder ein Zurückfallen in ununterbrochener Kette.

Frage: *Warum sollen wir keine Tiere töten, zum Beispiel in Vivisektionsexperimenten, wenn Tiere untereinander sich selbst gegenseitig töten?*

Antwort: Mit dem Fortschritt menschlicher Evolution werden Gewalttätigkeit und Brutalität allmählich aussterben. Wenn die Menschheit die Stufe erreicht hat, auf der sie in ihrer Gesamtheit die Prinzipien der Liebe, Barmherzigkeit, Güte und Toleranz anerkennt, wird auch in der Tierwelt keine Grausamkeit mehr herrschen. Löwe und Lamm werden friedlich nebeneinanderliegen.

Frage: *Gehört Grausamkeit nicht zu dem Entwicklungsgesetz der Tierwelt?*

Antwort: Seht ihr nicht, daß auch ihr einst Tiere wart und daß ihr der Ausdruck eurer Evolution seid? Aus diesem Grunde verringert sich langsam die Wildheit und

Grausamkeit der Tierwelt. Wo sind die Saurier von gestern? Warum sind sie ausgestorben? Es ist das Resultat menschlicher Evolution.

Frage: *Es sich auch viele harmlose, sanfte Tiere ausgestorben.*

Antwort: Grausamkeit und Wildheit waren einst das Übliche. Ausnahmen gab es auch damals schon. Sie waren die Vorhut der evolutionären Entwicklung. Evolution ist nie statisch. Es gibt immer Vorläufer und Nachzügler. Die sanfteren Tiere waren Vorläufer, die den "feuerspeienden“ Arten schon entwachsen waren.

Frage: *Gehört das Ungeziefer in die selbe Gruppenseele wie die höheren Tiere?*

Antwort: Nein.

Frage: *Es gibt also nicht nur eine Gruppenseele?*

Antwort. Nein, jede Tiergattung hat ihre eigene Gruppenseele.

Frage: *Sind diese auch wieder unterteilt?*

Antwort: Ja, innerhalb jeder Tiergattung gibt es Unterteilungen, so daß die verschiedenen Variationen ihre eigenen Gruppen bilden. Die neue Menschenseele entspringt bei ihrer ersten Geburt in die physische Welt der höchsten Tiergruppe.

Frage: *Auch das geschieht in Zyklen?*

Antwort: Ja, alles spielt sich in Zyklen ab.

Frage: *Welches ist die höchste der Tiergruppen?*

Antwort: Der Hund.

Frage: *Übt die Gruppenseele des Ungeziefers einen schlechten Einfluß aus?*

Antwort: Nein; in der großen Waagschale der Natur fällt sie kaum ins Gewicht. Ihr stellt tiefgehende Fragen über

Probleme, die selten berührt werden!

Frage: *Wo befindet sich die Gruppenseele? In den Tiersphären?*

Antwort: Ich habe euch eines voraus: ich brauche keine Geographiestunden zu nehmen! Wir befinden uns nirgends. Raum ist unendlich, und geistige Umwelten nehmen keinen Platz ein. Ihr denkt in Begriffen irdischer Örtlichkeit, aber Geist braucht keinen Wohnsitz, es sei denn, er will Form annehmen. Eine Gruppenseele benötigt keine Form oder Gestalt. Wenn sie Form annehmen soll, dann müssen Art und Ort ihrer Manifestation gefunden werden.

Frage: *Senden die Gruppenseelen eine physische Kraft aus? Dienen sie in einer Weise unserer Welt?*

Antwort: Nur im Rahmen des Evolutionsvorganges. Ihr versucht jetzt, zwischen physischen und geistigen Dingen zu unterscheiden. Alles, was auf eurer Erde lebt, ist Teil einer Gruppenseele und wird es nicht erst nach dem Tode.

Frage: *Besuchen Haustiere die jenseitige Welt, wenn sie schlafen?*

Antwort: Nein.

Frage: *Sie ist ihnen also ganz unbekannt, wenn sie sterben?*

Antwort: Ja. Ihr könnt im Schlaf unsere Welt besuchen, weil eure geistigen Helfer euch an die Hand nehmen. Einem Tier aber kann nur derjenige, den es kennt und liebt, diesen Dienst erweisen, und dieser Mensch weilt selber noch in der stofflichen Welt.

Frage: *Und wenn jener Mensch "tot" ist?*

Antwort: Das ist etwas anderes. Ich spreche jetzt im allgemeinen.

Frage: *Warum haben Tiere, besonders Hunde und Katzen, oft größere hellseherische Fähigkeiten als Menschen?*

Antwort: Weil sie, obwohl sie einerseits in ihrer evolutionären Entwicklung die Stufe der Menschwerdung noch nicht erreicht haben, andererseits kein zivilisiertes Leben zu meistern haben. Lebte der Mensch ohne die Vorteile der sogenannten Zivilisation, so gehörte die Ausübung jener Fähigkeiten schon längst zu seinem normalen Leben. Er hat sie seiner Zivilisation zum Opfer gebracht.

Das Tier, das keine ökonomischen und sozialen Probleme zu wälzen braucht, hat sich in dieser Hinsicht evolutionär zu der Stufe hinaufentwickelt, die der Mensch erreicht haben sollte, aber nicht erreicht hat. Das Tier ist daher im Besitz dieser Qualitäten, die auch dem Menschen latent zueigen sind, aber oft durch seine materielle Lebensweise unterdrückt werden.

Eure Medien sind Vorläufer der evolutionären Entwicklung. Sie demonstrieren heute, was morgen ganz natürlich sein wird.

Frage: *Tiere haben eine Art sechsten Sinn - sie haben Vorahnungen und die Gabe, ihren Weg über unbekanntes Gelände zu finden. Sind das übersinnliche Qualitäten?*

Antwort: Ja, auch eure Medien haben sie. Manchmal aber entwickelt eine Tiergattung eine besondere Qualität und ist in dieser einen Hinsicht den anderen voraus. Die Taube mit ihrem besonderen Orientierungssinn gibt euch ein Beispiel. Man spricht von Instinkt, es ist in Wirklichkeit aber eine Art verschärfter Klarheit. Solche Qualitäten sind Vorläufer kommender Entwicklungen.

Frage: *Wenn ein Medium ein verstorbenes Tier beschreibt, ist es manchmal in Begleitung eines anderen Tieres. Hilft ein Tier dem anderen, zu uns zurückzukehren?*

Antwort: Nein. Nur wenn beide Tiere auf Erden schon zusammen waren.

Frage: *Ist es immer eine Menschenseele, die ihnen hilft?*

Antwort: Ja; das Höhere hilft stets dem Niedrigeren. Das ist Gesetz.

Frage: *Was für Tiere leben in der Tiersphäre?*

Antwort: Alle Tiere, die eure Lieblinge waren. Alle, die ihr beinahe als gleichgestellt ansahet, denen ihr eure Zuneigung und Liebe schenktet, deren Verstand und Denkfähigkeit ihr anregtet. Um zu verhindern, daß sie ohne den Menschen, an dem sie hingen, verloren und verwaist sind, kommen sie in die Tierregion. Dort sind sie mit anderen Tieren zusammen und werden von Menschen, die ihr Leben dem Studium von Tieren widmeten und ihnen das notwenige Verständnis entgegenbringen, betreut.

In dieser Welt finden sie alles, was ein Tierherz erfreut, alles, was Tieren Spaß macht und verhindert, daß sie sich vereinsamt und unglücklich fühlen; und manchmal werden sie in den Umkreis ihrer irdischen Heimstätte gebracht, um sie die Liebe derer, von denen sie für kurze Zeit getrennt sind, spüren zu lassen. Deshalb sehen oder hören so viele Menschen ihre Katze oder ihren Hund; selbst solche, die keinerlei Kenntnisse übernatürlicher Wahrheiten haben, sind sich plötzlich der Gegenwart ihres "toten" Hundes bewußt, und andere Tiere, die über höher entwickelte, übersinnliche Gaben verfügen, können diese Besucher aus dem Jenseits immer sehen.

Frage: *Sind es die in der Tiersphäre tätigen Menschenseelen, die unsere Tiere zu uns zurückführen?*

Antwort: Diejenigen, die für sie sorgen, bringen sie zurück. Die Tiere würden anderen nicht folgen. Und wißt ihr, wer für sie sorgt? Menschen mit großer Liebe für Tiere, die während ihres Erdenlebens keine Gelegenheit hatten, mit Tieren Freundschaft zu schließen; genau wie kinderliebende Menschen, die keine eigenen Kinder hatten, in unserer Welt die vor ihren Eltern sterbenden Kinder betreuen.

Hunde, Katzen und alle anderen Lieblingstiere werden von Menschen versorgt, denen auf Erden diese Freude versagt blieb. Sie werden von Spezialisten überwacht, deren Kenntnis der Tierwelt sie zu dieser Arbeit besonders befähigt. Kenntnisse werden in unserer Welt immer eingesetzt; sie liegen nie brach.

Frage: *Wird ein krankes Tier nach seinem Tode gepflegt? Genau wie ein Mensch?*

Antwort: Ja; viele Menschen unserer Welt sind für jede Gelegenheit dankbar, ein krankes Tier pflegen zu dürfen.

Frage: *Hat die Tiersphäre verschiedene Abteilungen, oder sind alle Tiere beisammen?*

Antwort: Sie hat verschiedene Abteilungen.

Frage: *Obwohl es eine einzige Sphäre ist, gibt es also Grenzen?*

Antwort: Ja; aber es ist alles sehr frei und natürlich. Die Tiere sind in keiner Weise eingepfercht.

Frage: *Welches Tier folgt dem Hund in der Evolutionslinie? Die Katze oder der Affe?*

Antwort: Die Katze.

Frage: *Aus welchem Grunde ist es nicht der Affe, der uns Menschen doch so gleicht?*

Antwort: Weil Evolution, wie ich schon andeutete, nicht in gerader Linie ansteigt. Es gibt immer Vorläufer und Nachzügler. Während der Mensch sich in seiner Evolution vom Affen weiterentwickelte, hat dieser Fortschritt bei den Affen nicht angehalten, und die Hunde haben sie überflügelt. Ein besonderer Grund dafür war die dem Hund geschenkte Freundschaft des Menschen.

Frage: *Ich dachte, der Mensch habe dem Hund seine besondere Freundschaft geschenkt, weil er ihm evolutionsmäßig am nächsten stand?*

Antwort: Aber der Mensch als Teilhaber des Schöpfungsvorganges hat gleichzeitig die Wahl. Es gibt auch noch eine andere Seite zu dieser Frage, die kompliziert und schwer zu erklären ist.

Während einer Epoche der langen Evolutionsentwicklung glitten die aufsteigenden Affen zurück und wurden nicht gerade bösartig, aber zänkisch und faul. Sie versäumten ihren Fortschritt, und die Folge war, daß die ganze Gruppenseele zurückblieb. Gleichzeitig oder ungefähr gleichzeitig machte die Hundegruppe Fortschritte, weil sie größere Geselligkeit und ein hohes Maß von Selbstlosigkeit zeigte. Aber ich fürchte, das ist alles etwas zu kompliziert und schwer für euch zu verstehen.

Frage: *Haben die Affen das Gesetz gebrochen?*

Antwort: Sie haben das Gesetz nicht gebrochen, aber sie haben die ihnen gegebenen Möglichkeiten nicht erfüllt.

Frage: *Könnte der Hund langsam zurückfallen?*

Antwort: Nein, ich glaube nicht; nach so vielen Millionen von Jahren der Entwicklung ist die Gattung festgelegt. Es hat sich ein "Standard-Muster“ gebildet, und die Chancen physischer Evolution vermindern sich. Physiche Evolution hat insofern ihre Grenzen, als sie Variationen der Form hervorrufen, aber den Grundriß nicht mehr ändern kann. Variationen sind noch möglich, grundlegende Änderungen jedoch nicht mehr.

Nehmt euren physischen Körper zum Beispiel: Auf Generationen hinaus werdet ihr eurer jetzigen Gestalt nicht entwachsen. Ihr behaltet zwei Arme, zwei Augen, eine Nase, zwei Beine. Der Grundriß ist mehr oder weniger festgelegt. Je nach Land oder Rasse werden Veränderungen auftreten, der Grundriß aber bleibt derselbe. In der Tierwelt ist dies besonders ausgesprochen, so daß die Gruppenseele allmählich mehr in der jenseitigen und weniger in der stofflichen Welt hervortreten wird.

Frage: *Ist das Zurückfallen der Affen auf freien Willen zurückzuführen?*

Antwort: Nein, es ist ein Zustand, der die Gruppe als Ganzes betrifft.

Frage: *Wie kann der Gruppenwille entscheiden, wenn die Gruppe kein individuelles Bewußtsein hat?*

Antwort: Es gibt Unterschiede in dem Betragen von Tieren, je nach dem Vorhandensein oder dem Fehlen von Instinkten. Selbst in Tieren, denen die individuellen Fähigkeiten des Verstandes fehlen, liegt eine Kraft, die in Tätigkeit oder Tatenlosigkeit umgesetzt werden kann. Sie kann ins Leben springen oder versagen. Sie kann ins Leben springen oder versagen. Sie kann die Instinkte der Gruppe schärfen oder sie erwecken, und obwohl kein individuelles Urteilsvermögen besteht, kann es im Laufe der Evolution Epochen geben, in denen die ganze Gruppe ihre latenten Möglichkeiten brachliegen läßt.

Frage: *Bezieht sich das auch auf Pflanzen?*

Antwort: Ja.

Frage: *Könnte das nicht auch in äußeren Umständen begründet liegen?*

Antwort: Ja; aber was ihr äußere Umstände nennt, hat gleichzeitig seine inneren Gründe. Zu diesen Komplikationen kommt noch das Wirken derer, die von unserer Welt aus diese Phasen des Lebens lenken und regulieren hinzu; auch sie sind abhängig von Gesetzen, von Fortschritt und Unternehmungsgeist.

Frage: *Wenn es zum Beispiel Nüsse in Hülle und Fülle gäbe, würden dann die Affen faul und träge werden?*

Antwort: Ja, aber dieser Zustand wäre auf ein im Universum wirkendes Gesetz zurückzuführen. In der stofflichen Welt erschien er als äußerer Umstand, in der geistigen Welt aber hätte er seine inneren Gründe. Dieses Beispiel illustriert genau, was ich euch klarzumachen versuchte.

Ihr dürft das Gesetz nicht als starren, mechanisch-automatischen, leblosen Vorgang ansehen. Es ist ein Ineinandergreifen von Kräften, die ihrerseits dem Gesetz unterliegen; aber es ist ein mit Intelligenz wirkendes, von der Quelle unendlicher, vollkommener Weisheit ausgehendes und reguliertes Gesetz.

Das Muster ist vorgezeichnet, aber es kann Variationen geben. Über das Muster selbst könnt ihr nicht hinaus. Wenn ihr Verwirrungen anrichtet, so bleibt doch der Plan als Ganzes bestehen, und zum Schluß müßt ihr euch dem vorgezeichneten Muster fügen. Ihr könnt es reicher oder ärmer gestalten, könnt ihm harmonische oder unharmonische Farben verleihen. Im Enderfolg muß der Plan richtig ausgeführt und vollendet sein.

Zum Abschluß dieser Frage- und Antwort-Séance sagte "Silver Birch":

"So wie Tiere uns mit Ergebenheit dienen, laßt auch uns versuchen, anderen stets mit gleicher Treue zu dienen, denn alle Liebe ist Teil der göttlichen Liebe, die sich rastlos immer und überall zu äußern sucht. In einer Welt so voller Haß und Unwillen, voller Neid und Zorn und wilder Leidenschaften wie die eure wird es immer dringlicher, daß göttliche Liebe Ausdruck findet."

Im Laufe einer anderen Séance beantwortete "Silver Birch" Fragen über die moralischen Aspekte von Experimenten an lebenden Tieren.

Hier sind die Fragen, zusammen mit seinen Antworten:

Frage: *Was ist deine Ansicht in Bezug auf die vielen Experimente an lebenden Tieren, die hilflosen Geschöpfen oft grauenhafte Qualen verursachen? Viele Erdenmenschen arbeiten zielstrebig darauf hin, diesem Schrecken ein Ende zu bereiten. Werden sie in ihren Bemühungen von der jenseitigen Welt unterstützt?*

Antwort: Alle Menschen, die das Verlangen erfüllt, zu dienen, sind von Seelen in meiner Welt umringt, die sie inspirieren und ihnen die Kraft des Geistes in ihrem Werk zur Hilfe bringen. Es ist falsch, lebende Geschöpfe des Großen Geistes mit Schmerzen zu quälen; aber vergeßt nicht, daß viele Menschen es aus Unwissenheit tun, ohne sich der Qualen bewußt zu sein. Sie sind einzig von dem Gedanken geleitet, ihren Mitmenschen zu helfen. Und doch verstoßen sie gegen das Gesetz.

Frage: *Es ist uns oft gesagt worden, daß die Beweggründe entscheidend sind. Werden nun diese Menschen, die Tieren Qualen bereiten, weil sie glauben, das*

Wohl der Menschheit zu fördern, für ihren Verstoß gegen das Gesetz bestraft?

Antwort: Die Beweggründe mögen gut sein; aber das Prinzip bleibt unverändert. Wer einem anderen Geschöpf wissentlich Schmerzen zufügt und sich der Qualen, die er verursacht, bewußt ist, ist sich auch seiner Verantwortung dafür bewußt. Selbst wenn seine Motive gut waren, so hat er doch andere Geschöpfe grausam gequält. Es wird alles in Erwägung gezogen; aber mit grausamen Experimenten kann ich mich nie einverstanden erklären.

Frage: *Sind die Tiere auf Erden da, um der Menschheit zu helfen?*

Antwort: Ja, und die Menschheit soll ihrerseits den Tieren helfen.

Frage: *Aber den Menschen zu helfen, ist wohl nicht die einzige Aufgabe der Tiere?*

Antwort: Nein, es ist nur ein Teil ihrer Aufgabe.

Frage: *Glaubst du, daß Vivisektion aus selbstlosen, guten Motiven richtig ist?*

Antwort: Nein! Wie kann Grausamkeit jemals richtig sein? Wie können Folterungen und qualvolle Experimente jemals richtig sein? Sie verstoßen gegen alle unsere Lehren. Es ist falsch, an hilflosen Geschöpfen, die sich nicht wehren können, zu experimentieren.

Frage: *Glaubst du, daß auf diese Weise kein Mittel gegen den Krebs gefunden werden kann?*

Antwort: Eure Welt kann keine Heilmittel gegen die Gebrechen herstellen, wenn sie dabei gegen Gesetze des Großen Geistes verstößt. Es werden Mittel gegen alle eure Krankheiten gefunden werden, aber nicht durch Experimente an Tieren.

Frage: *Warum greift die jenseitige Welt nicht ein, wenn sie die vielen Grausamkeiten sieht, die an Tieren verübt werden?*

Antwort: Weil das Universum von natürlichen Gesetzen regiert wird.

Ein Gast, der an einer Fuchsjagd teilgenommen hatte, fragte Silver Birch im Laufe einer Séance, ob er damit ein Unrecht begangen habe.

"Alles Leben gehört dem Großen Geist", antwortete Silver Birch. "Niemand hat ein Recht, dieses Leben zu nehmen, in welcher Form dies auch geschehen mag."

"Aber der Fuchs hatte 20 Hühner gefressen."

"Nimm an, ich würde dem Fuchs eine Flinte geben und ihm sagen, er soll dich erschießen, weil du zwanzig Hühner gegessen hast! Der Große Weise Geist hat genügend Nahrung für alle seine Kinder bereitgestellt. Der Mensch ist dafür verantwortlich, wenn sie hungern müssen, nicht der Fuchs.

Wenn die Erdenkinder sich zu höheren Wesen hinaufentwickelt haben, werden alle groben Begierden von ihnen abfallen. Wenn ihr Füchse oder Hühner erschaffen könnt, dann könnt ihr ihnen das Leben nehmen. Wenn es recht ist, das Huhn und den Fuchs zu töten, dann hat der Mensch auch das Recht, seinen Bruder zu töten.

Das Leben gehört nicht dem Menschen; es gehört dem Großen Weisen Geist. Wenn jemand es nimmt, so muß er früher oder später dafür einstehen."

"Wie soll man der Kaninchenplage in Australien Herr werden?"

"Ihr nehmt etwas aus seiner gewohnten Umwelt, in die es gehört, heraus und beklagt euch nachher über das Resultat. Es war das selbe mit dem weißen Mann, als er in unser Land kam. Er brachte uns das 'Feuerwasser', Krieg und viele Dinge, die dem Indianer Unglück brachten. Wir kannten keine Feuerwaffen, bevor der weiße Mann kam und sagte, es sei recht zu töten.

Eines Tages werdet ihr das Gesetz des Vaters, daß alle Dinge im Universum - Tier, Vogel, Fisch und Blume - Teile in dem Plan des Großen Weisen Geistes sind, verstehen. Sie alle haben als Bestandteile der Schöpfung des Großen Weisen Geistes ihre Daseinsberechtigung."

Ein anderes Mal fragte jemand: "Wie kommt es, daß die überlieferten Lehren Jesus so wenig über die Tiere zu sagen haben?"

"Weil zu der Zeit, in der er lebte, die Entwicklung der Menschheit die Stufe noch nicht erreicht hatte, auf der ein Interesse an dem Wohlergehen von Tieren erwacht."

"Aber andere Meister haben Tiere erwähnt."

"Manche, wenn auch nicht alle, kamen viel später. Versucht, euch vor Augen zu halten, daß der Nazarener nicht als das einzige Muster der gesamten Menschheit in eure Welt kam, sondern als Muster für die westliche Welt. Er kam, um eine besondere Mission zu erfüllen, und obwohl er persönlich alles Leben in seine Liebe einschloß, war er sich seiner Mission bewußt und versuchte, seine Lehre so einfach und verständlich wie möglich zu gestalten.

Seine Mission bestand darin, durch das wuchernde Unkraut veralteter Glaubensformen, die die Welt zu lange schon zurückhielten, hindurchzudringen und der westlichen Welt in seinen einfachen, praktischen Lehren ein helles Licht zu bringen."

"Glaubst du, daß eine Lehre vollkommen sein kann, ohne daß sie die niedrigeren Lebensformen einbezieht?"

"Nein, das glaube ich nicht, aber ihr findet alles in den Lehren des Nazareners, wenn ihr sie richtig anwendet. Er lehrte den goldenen Grundsatz der Liebe, und kein Mensch, der Liebe in seinem Herzen trägt, ist der Grausamkeit gegen andere Lebensformen fähig."

"Zwei Seelen" im Menschen

Wie Goethes Wort von den "zwei Seelen“ in des Menschen Brust sich doch immer wieder bewahrheitet! Der Mensch, Gottes herrlichster Erfolg - Gottes bitterster Fehlschlag, kann zu außerordentlichen Höhen aufsteigen oder in den Sumpf tiefster Erniedrigungen hinabsinken.

"Zwei Seelen“ im Menschen! Wehe dem Fremden, der seinem geliebten Hund auch nur ein Haar krümmt! Der selbe Mensch aber bleibt den Grausamkeiten gegenüber, die Hunden auf dem Vivisektionstisch zugefügt werden, vollkommen unberührt! Allein der Gedanke, sein eigener Hund könne so behandelt werden, läßt ihn zornentbrannt aufbegehren und erfüllt ihn mit Schmerz und Entsetzen. Aber der fremde, gequälte Hund im Labor? Ist er nicht oder war er nicht auch der geliebte Kamerad eines Menschen oder hätte es vielleicht sein können?

Wenn man einem gutmütigen Durchschnittsmenschen diesen krassen Unterschied vor Augen hält, wird er ihn anerkennen und sagen: "Ja, ich weiß von diesen Dingen. Sie sind entsetzlich, und ich ziehe es vor, gar nicht an sie zu denken. Aber Vivisektion leistet der Menschheit große Dienste! Man muß an die Entdeckungen denken, die durch sie gemacht werden: an die Krankheiten, an die Heilmittel und an die Schmerzen, für die Linderungsmittel gefunden werden. Alles durch Versuche an Tieren! Zuckerkrankheit, Tollwut und viele andere Gebrechen sind mit Hilfe solcher Experimente besiegt worden.“

Dieser gutartige und gedankenlose Mensch hat sich nic die Mühe gemacht, herauszufinden, wie wenig sachbegründet sein blinder Glaube ist.

Organisationen wie die “Animal Defence Society“ (Tierschutzgesellschaft) haben in einer Unmenge von Literatur Beweise für die Trugschlüsse der Vivisektion erbracht. Ich muß gestehen, ich war erschüttert, als ich lernte, auf welch' schwacher Grundlage die ganze Theorie der Vivisektion aufgebaut ist.

Der Menschheit kann kein anhaltender Segen aus der Ausbeutung hilfloser Geschöpfe entstehen. "Was moralisch falsch ist, kann wissenschaftlich nicht richtig sein“, kann mit absoluter Wahrheit behauptet werden.

Die Heilmittel für unsere Krankheiten und Gebrechen sind alle da, die Natur hat für alles vorgesorgt. Viele Krankheiten würden allein durch die Bekämpfung von Schmutz und Armut verschwinden. Ein besseres Verständnis für Hygiene und ihre Anwendung könnte gefürchtete Seuchen für immer beseitigen.

Es steht absolut fest, daß durch quälende Experimente an Tieren keine Heilmittel gegen unsere Krankheiten gefunden werden können. Viele unserer Gebrechen sind nur dem Ungehorsam gegen natürliche Lebensgesetze zu verdanken.

Mit dem Übergang in die nächste Welt geht mancher Seele ein "Licht“ auf. Sie blickt mit dem größeren Verständnis, das sie im Jenseits erlangt, entsetzt und von Reue erfüllt auf die Grausamkeiten zurück, die Menschen in ihrer Unwissenheit an Tieren verüben.

Nina, Herzogin von Hamilton, ist Vorsitzende des "Council of the Animal Defence Society“ (Rat der Tierschutzgesellschaft). Sie erzählte in "Psychic News“ von einer Séance, in welcher der gequälte Geist eines reumütigen Vivisektors die Anwesenden anflehte, "das Übel der Vivisektion mit aller Macht zu bekämpfen“. Es sei, so sagte er, eine der stärksten Kräfte des Bösen, welche die Evolution des Menschen verhinderten.

Das Wissen um unser Fortleben nach dem Tode bringt eine große persönliche Verantwortung mit sich. Wir wissen, daß wir den Konsequenzen unserer Taten nicht entrinnen können und daß unsere Lebensweise hier auf Erden den Charakter bildet, den wir in das Jenseits mitnehmen.

Die Herzogin von Hamilton gehört zu denen, die ihr Wissen in die Tat umsetzen. Gemeinsam mit Miss-af-Hageby, der Gründerin und Präsidentin der "Animal Defence Society“, und einer Anzahl anderer humanitär gesinnter Frauen kämpft sie unablässig gegen alle Formen der Grausamkeit an Tieren.

Diese unermüdlichen Kämpferinnen um das Wohl der Tiere haben die Schlachthäuser vieler Länder besucht. Sie mußten sich dem Anblick grauenhafter Dinge aussetzen, um mit Fachkenntnis in der Lage zu sein, humanere Schlachtmethoden durchzusetzen. Dank ihrer Bemühungen ist in dieser Hinsicht schon viel erreicht worden.

Sie arbeiten unentwegt im Interesse aller mißhandelten und gequälten Tiere und setzen sich, von dieser besonderen Aufgabe abgesehen, auch für alle anderen möglichen humanitären Ideen ein.

Manchmal denke ich an den Empfang, der diese Frauen im Jenseits erwartet!

Vor meinem geistigen Auge erscheinen die Tiere, die sie dankbar umdrängen und sie willkommen heißen werden, und ich weiß, die vertrauensvolle Liebe in den Augen der stummen Geschöpfe wird ihre Verteidigerinnen für alle Mühen, Opfer und Arbeiten entschädigen!

Zwei Seelen im Menschen! Er wird sein Kind schimpfen,

wenn es den Hund oder die Katze quält. Er wird ihm erklären, daß auch Tiere, genau wie wir, Schmerz empfinden, und das Kind wird versprechen, in Zukunft alle hilflosen Geschöpfe zu schützen und sie mit Liebe und Rücksicht zu behandeln.

Eines Tages aber wird das Kind alt genug sein, um an seiner ersten Jagd teilzunehmen. Mit seiner Familie und vielen anderen Menschen wird es stolz zu Pferde sitzen. Die Männer tragen rote Röcke und lustige kleine Käppchen. Die Jagdhörner erschallen, und die Meute bellt vor Aufregung und Freude. Uralten Traditionen folgend, geht es dann los. Das Ziel dieses ganzen Aufwandes ist, einen einzigen kleinen Fuchs zu erjagen und so viel Freude und Spaß wie nur möglich daran zu haben.

Es wird alles getan, um die Jagd erfolgreich zu ihrer Krönung, nämlich der Erlegung des Fuchses, zu bringen. Die Eingänge der Fuchsbaue sind schon verstopft worden, um dem Fuchs, sollte er seinen Verfolgern entwischen, den Weg zu seinem Unterschlupf zu versperren.

Sollte er wider Erwarten doch eine rettende Öffnung finden, so senden ihm die Jäger oft Terrier nach, die ihn bis in seinen Bau verfolgen und wieder an die Oberfläche zwingen. Diese Terrier werden eigens zu diesem Zweck mit auf die Jagd genommen, denn die Jäger lassen sich ungern um ihre Beute bringen, und sollten es die Terrier nicht schaffen, so wird der Fuchs mit Spaten und Hacke ausgegraben.

Das gebrochene Geschöpf kommt mit berstender Lunge völlig erschöpft an die Oberfläche und ist nun seinen Verfolgern ausgeliefert.

Ob er einen zeitweiligen Unterschlupf findet und ausgegraben wird oder ob ihn sein Schicksal auf offenem Felde erteilt, das Ende des unglücklichen Tieres ist stets das gleiche. Unter den Jubelrufen und dem aufgeregten Bellen der Hunde wird der besiegte Fuchs endlich getötet.

Dann folgt eine Zeremonie, die besser zu dem blutigen Ritual eines primitiven Urvolkes als zu zivilisierten Menschen passen würde.

Kopf und Schwanz des Fuchses werden abgeschnitten, und einem der Jagdteilnehmer wird die besondere Ehre der "Blutweihe“ zuteil. Das Jagdhorn bläst schrill, und das Gesicht des Auserkorenen wird mit dem Blut des verstümmelten Tieres beschmiert. Manchmal ist es ein Kind, das seine erste Jagd mitmacht, und zum Andenken an seine Einweihung wird ihm zum Schluß der Schwanz des Fuchses, "Lunte“ in der Jägersprache, überreicht.

Vielleicht ist es das selbe Kind, das vor kurzer Zeit noch angehalten wurde, niemals ein Tier zu quälen und immer hilflose Geschöpfe zu beschützen!

Viele Menschen, die in solchen Traditionen aufwuchsen, sind sich dieser Widersprüchlichkeit der Grausamkeit und Mitleidlosigkeit in ihrem Sport gar nicht bewußt. Der Widerspruch in ihrem Verhalten geht ihnen einfach nicht auf, denn meistens sind es gutartige, freundliche Menschen, die ihre Haustiere lieben, sie gut behandeln und sehr oft sogar verwöhnen.

Der Fuchs fühlt genauso den Schmerz, die Angst und das Unbehagen wie die vom Menschen gepflegten Tiere in seinem Hause.

Aber die Fuchsjagd ist halt Sport!

Wie elegant sieht eine Frau in ihrem Pelzmantel aus!

Wie reizvoll umschmeichelt das Fell eines toten Tieres ein hübsches Gesicht! Sie liebt Tiere - hat aber nie an den Schrecken und die Qual gedacht, die Tiere an ihren noch lebenden Körpern erdulden müssen, damit sie, ein Mensch, sich damit schmücken kann!

Oft erkennen wir erst dann die Verantwortung, die wir durch unser gedankenloses Geschehenlassen aller möglichen Grausamkeiten an Tieren auf uns laden, wenn wir gezwungen werden, über diese Dinge ernsthaft nachzudenken.

Das Medium Mrs. Gladys Osborne Leonard beschreibt in "Psychic News“, wie sie einmal einen von ihr besonders bewunderten Pelzmantel kaufte. Sie gab zu, niemals darüber nachgedacht zu haben, wie der Pelzhändler zu seinen Fellen kommt.

Eines Tages gab sie Sir Walter Gibbons, mit dem sie befreundet war, eine Privat-Séance. Es war ein kalter Wintertag, und bevor sie in Trance fiel, legte sie sich den Pelzmantel über die Knie, was für den Pelz katastrophale Folgen hatte! Sir Walter erzählte ihr, als sie wieder aus ihrer Trance erwachte, Feda, ihre junge jenseitige Helferin, habe den Pelz in tausend Stücke zerrissen. Kaum habe Feda die Kontrolle übernommen, so habe sie ihre heiteren Begrüßungsworte plötzlich abgebrochen und ihre Aufmerksamkeit auf den Pelzmantel gerichtet.

Im nächsten Augenblick habe sie den Mantel mit einem Aufschrei puren Entsetzens aufgerafft und ausgerufen: "Ich bin ja mit toten Tieren bedeckt!“ Ihre Abscheu sei so groß gewesen, daß sie ganze Fetzen aus dem Pelz gerissen und sie weit von sich geschleudert habe.

Mrs. Leonard schreibt in ihrem Bericht: "Wie Feda die Kraft fand, den Mantel so schnell und so gründlich zu zerfetzen, bleibt mir ein Rätsel. Ich forschte auf ihre Anregung hin den verschiedenen Methoden der Pelzjäger nach. Ich war über die haarsträubenden Grausamkeiten, die bei der Erlegung verschiedener Pelztiere verübt werden, so erschüttert, daß ich seitdem nie wieder einen Pelzmantel oder überhaupt Pelz in irgendeiner Form gekauft habe."

Zwei Seelen im Menschen! Ein Vater wird seine Kinder zum See führen, um dort die Schwäne und Enten zu füttern. Ein anderes Mal besucht er mit ihnen Trafalgar Square oder einen anderen großen, freien Platz und füttert dort die fetten, zahmen Tauben. Den hungrigen Spatzen wirft er Brotkrumen zu.

In seinem Garten hat er wahrscheinlich allerlei Vorrichtungen, um verschiedene Arten von Vögeln füttern zu können, und auch das Vogelbad wird nicht fehlen.

In seinen Wäldern tut der Mensch alles, um die Fasane zu schützen. Sie werden so zahm, daß sie zur Fütterungszeit auf den Pfiff des Wildhüters herbeieilen und ihm aus der Hand fressen. Alle Feinde des Fasans werden mit Flinte und Falle erbarmungslos ausgemerzt.

Bis zu einem gewissen Datum in unserem Kalender ist der Mensch dem Fasan ein solcher Freund, daß der arme Vogel dick und faul wird, weil er seine Flügel kaum gebraucht. Dann, von einem Tag zum anderen, greift der Mensch zur Flinte und schießt so viele dieser Vögel ab, wie er nur treffen kann! Zu diesem Zweck hat er sie ja, oft unter großen finanziellen Opfern, so sorgsam gehütet und gepflegt!

Zwei Seelen im Menschen! Er wird sich in poetischen Rhapsodien über die Lämmchen auf grüner Weide, so freudig um ihre Mütter herumspielend, ergehen und zum Abendessen mit gedankenlosen, aber herzhaften Appetit "gebratenes Lamm“ verzehren!

Wie viele Truthähne, Gänse und andere Vögel werden als besonders leckere Weihnachtsbraten ausschließlich zu diesem Zweck aufgezogen und getötet! Diese Geschöpfe werden geschlachtet, um die Geburt Christi zu feiern, die menschgewordene Verkörperung der Liebe zu allen lebenden Wesen, die, von demütigen Tieren umgeben, in einem Stall das Licht der Welt erblickte!

Freut es Christus, so frage ich mich oft, daß so viele Lebewesen sterben müssen, um Christenmenschen an seinem Geburtstag zu erfreuen?

Der erdgebundene Geist eines Fleischers, der zu Lebzeiten Hunderte von Tieren schlachtete, wurde durch Mr. Edward C. Randall, einem berühmten New Yorker Anwalt, von seinen Qualen erlöst. Seine Geschichte erschien in "Psychic News“.

Erdgebundene Seelen erkennen oft gar nicht, daß sie in einer anderen Daseinsform leben. Vom Tode gezwungen, den eigenen physischen Körper zu verlassen, heftet sich so eine Seele an jemanden, der noch im Erdenleben steht. Menschen, gewöhnlich sind es schwache Charaktere, die auf diese Weise von einem fremden Geist "besessen“ sind, werden oft für wahnsinnig gehalten. Das Wissen um jenseitige Dinge hat in vielen Fällen dazu geführt, einem solchen "Wahnsinnigen“ wieder zu normaler geistiger Gesundheit zu verhelfen. Es gibt eigens zu diesem Zweck sogenannte "Rettungsgruppen“. Erfahrene Medien halten Séancen, auf denen der erdgebundene Geist dazu veranlaßt wird, sich von dem Körper seines Opfers zu lösen. Der besitzergreifenden Seele selbst wird dann geholfen, sich aus ihrem verzweifelten Zustand zu befreien.

Mr. Edward C. Randall erzielte in diesen Rettungsaktionen große Erfolge und befreite manche erdgebundene Seele von ihren Qualen.

Der Geist des unglücklichen Metzgers nahm auf Mr. Randalls Séance von dem Körper des Trancemediums Besitz. Befragt, was es denn gewesen sei, das ihn gequält habe, antwortete er: "Augen und Lärm. Sonst nichts. Überall sahen Augen mich an. Über eine halbe Million! Stellt euch das einmal vor!“

Mr. Randall sagte: "Ich nehme an, es waren die Augen der Tiere, die du geschlachtet hast.“ "Ja“, antwortete der erdgebundene Geist. "Dreißig lange Jahre arbeitete ich in den Schlachthäusern einer großen Fleischverarbeitungsfirma.“

Er wurde gefragt, ob er jedem Tier beim Töten in die Augen geschaut hätte. "Ja“, antwortete er, "und ich sehe sie noch immer!“

"Weißt du“, sagte der Anwalt, "daß jedes Mal, wenn du einem Tier das Leben nahmst und in seine Augen blicktest, sich dieser Blick deinem kosmischen Bewußtsein einprägte?“

Dann fragte er den "toten“ Metzger, woher der Lärm stamme, über den er sich beklagt habe. Der Geist erwiderte: "Es waren die Schreie der Tiere - Schafe, Ochsen, Stiere und das schrille Quieken der Schweine -.“ Hier unterbrach ihn Mr. Randall und sagte: "Die Schreie der Tiere in ihrer Todesangst! Auch die Schreie prägten sich deinem höheren Bewußtsein ein. Als du starbst und deinen stofflichen Körper verließt, rollte dein ganzes Erdenleben vor deinem geistigen Auge ab. Du sahst wieder all' diese Tieraugen und hörtest wieder die verzweifelten Schreie der armen Geschöpfe, die wußten, was ihnen bevorstand.“

Der gequälte Geist sagte, seine jetzige Umgebung triefe unablässig von Blut. Er wolle alles tun, um sich aus diesem Zustand zu befreien.

Später, als es Mr. Randall gelungen war, diese unglückliche Seele aus ihrem Wahn zu lösen, sagte er: "Du bist jetzt befreit und kannst ein neues Leben beginnen, und wenn du willst, kannst du alles wieder gutmachen.“

Als der "tote“ Metzger fragte, ob denn auch Tiere nach ihrem Tode weiterlebten, wurde ihm versichert, daß das tatsächlich der Fall sei. "Wo kann ich sie finden? Was kann ich für sie tun?“ fragte der Geist.

Es wurde ihm von einem der jenseitigen Helfer der Gruppe gesagt, seine sühnende Aufgabe läge nicht in der Tiersphäre, sondern auf einem anderen Gebiet.

Der Geist war nun bereit, sein neues Leben und seine neue Aufgabe zu beginnen. Bevor er das Trancemedium verließ, sagte er: "Tausendmal lieber würde ich alle Qualen des Höllenfeuers auf mich nehmen als in diesem Zustand, der heute aufgehoben wurde, weiterzuleben.“ Er drückte sein Mitleid für die Tausende von Menschen aus, welche in ihrem Erdenleben die selbe Arbeit verrichtet hätten wie er, und sagte, er wünsche so sehr, ihnen bei ihrem Übergang in das Jenseits helfen zu dürfen.

"Vielleicht ist das deine Aufgabe“, erwiderte Mr. Randall, als er sich von dieser erlösten Seele verabschiedete.

Die moralische Verantwortung des Menschen

Wie die meisten Medien, so ist auch Mrs. Gladys Osborne allen Schwingungen gegenüber, die aus verschiedensten Gründen die Atmosphäre eines Ortes erfüllen können, äußerst empfänglich.

In "Psychic News“ erzählt sie von der plötzlich auftretenden tiefen Depression und dem drückenden Angstgefühl, das sie jedes Mal überfiel, wenn sie durch eine gewisse Gegend Nord-Londons ging.

Wenn Mrs. Leonard ein Buch in der Leihbibliothek umtauschen wollte, führte ihr Weg immer an jener Ecke vorbei. So froh und heiter sie auch das Haus verlassen haben mochte, sobald sie diese Stelle erreicht hatte, legte sich die selbe Beklemmung auf ihr Gemüt und verging erst nach geraumer Zeit.

Sie versuchte, sich diese merkwürdige Tatsache zu erklären, konnte aber keinen persönlichen Grund für ihr Unbehagen finden. Sie stellte fest, daß es sie stets übermannte, wenn sie an einer hohen Ziegelsteinmauer mit großen eisernen Toren vorbeikam. Die Mauer umschloß ein riesiges Gelände, auf dem eine Fabrik oder ein Lagerhaus zu stehen schien.

Eines Tages ging Mrs. Leonard zu einer anderen Zeit zur Bibliothek. Als sie die Ziegelmauer erreichte, standen die eisernen Tore weit offen.

Durch die Tore wurde eine Anzahl junger Stiere getrieben. Sie fragte einen Passanten: "Was ist dies für ein Gebäude?“ Die Antwort gab ihr hinreichende Erklärung für ihre Angst- und Depressionsgefühle: Es war ein großes Schlachthaus!

Es war nicht verwunderlich, daß ein sensitives Medium

wie Mrs. Leonhard die Schwingungen in der Atmosphäre eines Ortes auffing, an dem so viele Tiere geschlachtet wurden.

Viele werden vielleicht fragen, was mit den Astralleibern von Tieren geschieht, die oft in vollster Jugendkraft getötet werden, um unseren Appetit auf Fleischgerichte zu sättigen.

Medien, die in Trance oder im Schlafzustand die Tiersphäre besucht haben, erzählen von ihren Erlebnissen in der Astralwelt dieser Geschöpfe.

Gewisse Menschen besitzen die Gabe, zu Lebzeiten ihren physischen Körper zu verlassen und im Astralleib andere Gegenden dieser Welt oder das Jenseits zu besuchen. Wir alle besitzen, wie ich schon erklärte, ein ätherisches "Doppel“ unseres stofflichen Körpers. Dieses "Doppel“ ist durch ein subtiles, unseren Augen unsichtbares Band mit dem physischen Leib verbunden. In der Bibel wird es das "silberne Band“ genannt. Wenn dieses Band abreißt oder durchschnitten wird, tritt der Tod ein, und das wahre "Ich“, das sich jetzt durch seinen ätherischen Leib äußert, beginnt seine neue Lebensphase auf einer neuen Existenzstufe.

Wenn ein Mensch zu Lebzeiten seinen stofflichen Körper verläßt, so bleibt die ätherische Verbindung zwischen physischem und astralem Körper bestehen. Wäre das nicht der Fall, würde der Mensch sterben. Dies ist der einzige Unterschied zwischen dem zeitweiligen und dem endgültigen Verlassen des stofflichen Körpers.

Viele von uns verlassen nachts im Schlaf den physischen Körper, aber wir erinnern uns nicht immer an unsere astralen Erlebnisse.

Manche Menschen aber können nicht nur ihren Körper auf Wunsch verlassen, sie können sich auch an ihre

Abenteuer im Astralleib genau erinnern. Der Schriftsteller William Gerhardi beschreibt in seinen Büchern solche "Astralreisen".

Mrs. Leonard erzählt in ihrem Buch "My Life In Two Worlds" (Mein Leben in zwei Welten), wie sie ihren physischen Körper verließ und in ihrem ätherischen "Doppel" eine der Tiersphären besuchte. Hier sah sie die Astralleiber von Tieren, die geschlachtet und auf diese Weise plötzlich in eine andere Dimension befördert worden waren.

Das Medium schreibt: "Eines Nachts, als ich, wie schon oft zuvor, meinen physischen Körper verließ, spürte ich an Stelle der aufwärtsstrebenden, flugartigen Beschwingtheit eine niederdrückende Schwere wie einen Zwang, mich in horizontaler Lage fortzubewegen, bis ich mich plötzlich in einer dunklen, engen Gasse befand. Ich merkte, daß ich mich an die fremde Atmosphäre gewöhnte und mich stehend aufrichten konnte. Ich scheute mich aber, meine Füße auf den mit Schleim bedeckten Boden zu setzen.

Düstere, stallartige Gebäude standen dicht aneinandergedrängt. Es blieb gerade noch Raum genug, um zwischen ihnen hindurchgehen zu können. Da und dort bemerkte ich breitere Wege, die von den Toren einiger Ställe zu einem großen Hof führten. Als ich in diesen Hof hineinschaute, sah ich eine große Anzahl von Tieren - Kälber, Schweine, Schafe -, die alle tot und dennoch lebendig waren. Ich wußte, sie waren tot, sah aber gleichzeitig, daß sie trotzdem lebten. Die Tierleiber machten schwache Bewegungen; viele lagen auf dem Boden. Ich verstand sofort, daß sie geschlachtet worden waren.

Nur mit größter Überwindung konnte ich den Anblick

ertragen. Der Ort und alles, was er darbot, war so grauenvoll, daß ich mich nur mit allergrößter Mühe zusammennehmen und hinschauen konnte. Ich bemerkte den großen Unterschied in der Materie, der Substanz dieser besonderen Astral-Ebene und der Substanz anderer jenseitiger Welten, in denen ich gewöhnliches, menschliches Leben nach dem Tode beobachtet hatte. Dieser schreckliche Ort, an dem ich mich jetzt befand, schien nur eine vorübergehende Existenz zu haben. Ich möchte weitere, genauere Schilderungen der dort herrschenden Verhältnisse und des Zustandes der Tiere lieber unterlassen und nur mit Nachdruck betonen, daß alles abschreckender, grauenhafter und widerlicher war, als sich in Worten ausdrücken läßt.

Bald wurde ich mir einer Stimme bewußt, die zu mir sprach. Ich konnte niemanden sehen, und die Stimme schien aus weiter Ferne zu kommen. Später erfuhr ich, daß es die Stimme meiner geistigen Helfer war. Die Stimme erklärte mir, dieser Ort läge zwischen der Erde und den ätherischen Ebenen. Sein Schrecken und sein Jammer käme von dem ungeheuren Ausmaß der Schlächterei, die jeden Tag stattfände. So viel starkes, gesundes animalisches Leben wird plötzlich aus seiner natürlichen Daseinsform heraus in eine Dimension gezwungen, die der Erde noch sehr nahe liegt, andererseits jedoch in keiner Weise zu den geistigen Welten gehört.

Die mich umgebende Luft war von der verkörperten Angst, dem Schrecken, dem Leiden und der blinden Auflehnung der Tiere so erfüllt, daß sie greifbarer schien als die Mauern und Gebäude, die mich umgaben.

Mein geistiger Helfer sagte, dieses schreckliche Gefühl sei das Bedauernswerteste; nicht nur, weil es ein Gradmesser der furchtbaren Erlebnisse sei, die diese unglücklichen Tiere durchleiden müssen, sondern weil es die seelische und geistige Atmosphäre der Erde vergifte und einen schlechten Einfluß auf das menschliche Leben und seinen Fortschritt ausübe."

Mrs. Leonard erzählt, daß dieses Erlebnis sie dazu veranlaßte, nie wieder Fleisch zu essen. Sie hatte vorher nie daran gedacht, daß das Fleisch, das sie aß, einst gelebt und geatmet und Schmerz und Unbehagen genauso empfunden hatte wie sie selbst.

Viele werden zustimmen und sagen, der Gedanke an diesen schrecklichen Astralzustand geschlachteter Tiere sei in der Tat grauenvoll. "Aber", werden sie fragen, "was würde geschehen, wenn wir diese Tiere nicht töteten? Würde die Erde nicht von Vieh überrannt werden?"

Andere werden auf die von Füchsen und Kaninchen verursachten Schäden hinweisen und sagen, daß sie zumindest durch das Töten vieler dieser Tiere in Schach gehalten würden.

Nehmen wir zunächst die Frage des Schlachtviehs: Wenn es nicht in so großer Zahl künstlich gezüchtet würde, um die Nachfrage nach Fleisch zu befriedigen, würde sich das Problem von selbst lösen.

Tausende von gesunden Vegetariern bezeugen mit ihrer Kenntnis nahrhafter pflanzlicher Diät, daß unser physisches Wohlbefinden nicht von Fleischgerichten abhängt. Im Gegenteil, die meisten Menschen, die aus medizinischen oder ethischen Gründen zu rein vegetarischer Kost übergehen, finden ihren Gesundheitszustand nach kurzer Zeit merklich gebessert. Während des ersten Weltkrieges wurden und blieben viele Menschen nach der Fleischrationierung begeisterte Vegetarier, und das selbe geschah auch im letzten Krieg.

Wenn wir aufhörten, aus egoistischen Gründen Vieh zu

züchten, würde sich die Zahl der Tiere ganz von selbst allmählich verringern. Die geduldige Kuh, von der Menschheit zu einer Milchspendemaschine herabgewürdigt, würde zu ihrem ursprünglichen, natürlichen Leben zurückkehren. Ihre Milch käme nur denen zugute, für die sie natürlicherweise fließt, nämlich ihren Sprößlingen. Es ist ein Irrtum anzunehmen, Kuhmilch sei zum Aufziehen von Kindern und zur Erhaltung menschlicher Gesundheit notwendig.

Der Stier hat viel unter der Herrschaft des Menschen erleiden müssen. Noch heute muß er zur Belustigung einer großen Zuschauermenge in der Arena des Stierkampfes sein Leben lassen. In unserem eigenen Lande führt er als eine Art Fortpflanzungsmaschine ein würdeloses Dasein. Vielleicht wird dieses mächtige und stolze Tier seinen Kopf eines Tages wieder hoch tragen können, und dann werden auch wir Menschen lernen, ihm ohne Scham und Scheu in die Augen zu sehen.

Es ist ein unangenehmes Thema, aber man könnte auch die Frage aufwerfen: "Was würde geschehen, wenn wir im Lichte unseres Wissens um das Weiterleben aller Daseinsformen, widerliches Ungeziefer wie Wanzen, Flöhe und Läuse nicht mehr vernichten würden?"

Auch für dieses Problem gibt es eine allmählich sich auswirkende, ganz einfache Lösung: Verbesserte soziale Verhältnisse für alle Menschen, alle Bevölkerungsschichten! Elendsquartiere und dunkle, verschmutzte Wohnungen müssen verschwinden und an ihrer Stelle luftige, gesunde, hygienische Häuser gebaut werden. Wenn dies geschehen ist - und es wird auch schon sehr darauf hingearbeitet -, dann wird das Ungeziefer zusammen mit vielen anderen ekelerregenden und ungerechten Dingen, die durch manche Unwürdigkeit im Lebensstandard der Menschheit hervorgerufen werden, verschwinden.

Der Krieg mit all' seinen Schrecken hat uns unter anderem auch dieses gelehrt: er hat gezeigt, in welch' abstoßenden, unwürdigen Verhältnissen manche Menschen leben müssen. Wie viele unserer aus den Städten auf das Land hinaus evakuierten Kinder schleppten Ungeziefer in ihre Pflegefamilien ein und erregten Widerwillen, Ärgernis und böses Blut!

Wie viele evakuierte Mütter stießen diejenigen, die das Leben in einem Elendsviertel nie gesehen hatten, durch ihre schmutzigen Angewohnheiten ab! Aber unter manchen Wohnverhältnissen ist es beinahe unmöglich, sauber zu bleiben, und manchmal stirbt jedes Gefühl für die allgemein gültigen, natürlichen und anständigen sanitären Gewohnheiten ab.

Obwohl es vielen unter uns vor diesen evakuierten Ärmsten der Armen ekelte, so haben wir doch durch sie erkannt, daß Elendsquartiere und Wohnungsmangel verschwinden müssen. Diese Menschen werden allmählich lernen, daß das Leben in sauberen, hygienischen Wohnverhältnissen angenehmer und schöner ist. Ich weiß, es gibt manche, denen Schmutz und Elend so zur Gewohnheit geworden sind, daß sie sich gar nicht mehr dadurch gestört fühlen; aber diese Generation wird aussterben.

Wie löst man das Problem schädlicher Insekten, wie zum Beispiel der Moskitos, die bekanntlich Malaria verbreiten?

Nun, das Säubern ihrer Brutstätten wird heute wissenschaftlich durchgeführt und wird dazu beitragen, diese Krankheitsträger allmählich auszurotten. In dieser Hinsicht sind schon gute Resultate erzielt worden.

Man könnte sich auch fragen, ob gewisse Tiergattungen nicht überhandnehmen würden, wenn sie nicht zum Sport oder aus kommerziellen Gründen gejagt würden.

In Wirklichkeit ist es aber so, daß die Erde von manchen Tiergattungen überrannt wird, weil wir so viele andere Tierarten töten. Der Überschuß an vielen wilden Gattungen liegt zum großen Teil daran, daß der Mench das Gleichgewicht der Natur stört. Wenn wir zu tief in die natürlichen Gesetze eingreifen, müssen wir den Preis dafür bezahlen.

Wenn Tiere ihre Aufgabe im Rahmen der Evolution erfüllt haben, sterben sie aus. So sind die großen Saurier und Echsen früherer Zeit vergangen!

Die Natur, sich selbst überlassen, löst alle diese Probleme.

Das Wissen um ein Weiterleben der Tiere nach dem Tode birgt für jeden Menschen, der sich dieser Tatsache bewußt ist, eine moralische Verantwortung in sich. Ein Mensch mag dieses Wissen durch logischen Gedankengang, durch Beweise aus dem Jenseits oder einfach durch eine tiefe innere Überzeugung errungen haben; er wird sich darüber klar sein, daß, abgesehen von den höher entwickelten Tieren, auch die niedrigsten Lebewesen in irgendeiner Weise eine gewisse fortdauernde Existenz erlangen.

Ein Mensch, der um das Fortleben der Tiere nach dem Tode weiß, mag sich wohl fragen, ob er berechtigt ist, weiterhin das Fleisch von Geschöpfen zu verzehren, die lediglich gezüchtet und geschlachtet werden, um seinen Appetit zu stillen. Wenn er dann, obwohl es reichlich vorhandene, wohlschmeckende und nahrhafte vegetarische Kost gibt, seinen Hunger auf Fleischgerichte unwiderstehlich findet, so ist das für jeden einzelnen eine Gewissensfrage.

Wenn Menschen, die von dem Weiterleben der Tiere nach dem Tode überzeugt sind, nach ernsthafter Prüfung der Frage noch immer Freude an dem Jagen wilder Tiere als Sport haben, so ist auch das ihre eigene, persönliche Angelegenheit. Das Gewissen jedes einzelnen muß entscheiden, was richtig und was falsch ist.

Eine Frau mag sich fragen, ob es recht ist, Pelze von Tieren zu tragen, die sich oft in grausamen Fallen langsam zu Tode quälten.

Manche unter uns mögen sich sogar fragen, ob wir im Lichte unserer Kenntnisse dazu berechtigt sind, widerliches Ungeziefer zu vernichten.

Die Welt ist halt noch weit von dem Ideal der Vollkommenheit entfernt! Bis sich durch unser Bemühen in unserer eigenen Lebensweise eine bessere Welt entwikkelt hat, müssen wir versuchen, einen vorläufigen Ausgleich zu finden und das Ideal nie aus den Augen zu verlieren.

Wenn auf der jetzigen Stufe unserer Evolution gewisse Tiere und Ungeziefer vernichtet werden müssen, so sollte es auf die schmerzloseste und gnadenvollste Weise geschehen.

Menschen, die Fleischgerichte in ihrer Diät für absolut notwendig halten, sollten zumindest dafür sorgen, daß die Tiere vor und während des Schlachtens keinen unnötigen Grausamkeiten ausgesetzt werden.

Bevor der Fasan gebraten auf deinen Tisch kommt, hat er sich, von einem ungeschickten Jäger angeschossen, vielleicht noch lange herumgequält.

Ein Kapaun ist ein kastrierter Hahn. Die Fortpflanzungsdrüsen werden entfernt, um die Qualität des Fleisches zu verbessern. Diese Operation wird ohne Betäubungsmittel, oft sogar von ungeschickten, groben Händen durchgeführt.

Die berühmte Gänseleberpastete wird aus der krankhaft geschwollenen Leber künstlich "gestopfter“ Gänse hergestellt. Die lebenden Vögel sitzen in viel zu kleinen Käfigen, in denen sie sich überhaupt nicht bewegen können, und das Futter wird ihnen mittels einer Maschine gewaltsam in die Kröpfe gestopft.

Das Resultat dieser grausamen Behandlung ist eine riesenhaft angeschwollene Leber. Die Tiere werden dann getötet, und aus den krankhaft angeschwollenen Lebern wird die von allen Feinschmeckern so begehrte "Foie gras“ hergestellt.

In manchen Ländern ist das gewaltsame Füttern jetzt gesetzlich verboten. In anderen Ländern ist es jedoch noch immer gang und gäbe.

Die jüdische Schlachtmethode ist äußerst grausam und hat manchen human gesinnten orthodoxen Juden, der den Gesetzen seines Glaubens nicht zuwiderhandeln wollte, veranlaßt, auf Fleischspeisen lieber ganz zu verzichten.

Vielleicht liest dies eine Frau, die der Schönheit eines Pelzmantels nicht widerstehen kann. Manche Tiere werden in einer Weise in Fallen eingefangen, die sie entsetzen würde, hätte sie davon Kenntnis! Darum nehme man sich die Mühe herauszufinden, welche Felle auf besonders grausame Art erlegt werden.

Es gibt heute auch sehr schöne, synthetisch hergestellte Pelzmäntel. Sie sind aus einem Material gefertigt, das echten Tierfellen genau gleicht und sind in den meisten Kaufhäusern erhältlich. Zur Krönung König Georg's des VI. trug die Herzogin von Hamilton synthetischen Hermelinpelz auf ihrer Staatsrobe.

Der Löwe und das Lamm

Der Leser wird sich an "Silver Birchs" Ausführung erinnern, in der er uns erklärte, das Gleichgewicht der Natur ändere sich je nach dem evolutionären Stufengrad der Menschheit, und mit der fortschreitenden Aufwärtsentwicklung des Menschen würden die Schattenseiten der Natur allmählich immer weniger hervortreten.

Er sagte, wenn die Menschheit als Ganzes die Stufe erreicht hat, auf der Liebe und Güte ihr Leben regieren, wird auch in der Tierwelt keine Grausamkeit mehr herrschen. Löwe und Lamm werden friedlich beisammenliegen!

Für mich klingt das durchaus nicht unglaubwürdig, und es scheint mir keineswegs außerhalb des Bereiches unserer Möglichkeiten zu liegen. Ich glaube, daß die Natur, heute noch grausam und blutdurstig, sich allmählich verwandeln wird; daß eine Zeit kommen wird, in der alle ihre Geschöpfe - sogar die Menschen inbegriffen - in friedlicher Gemeinschaft eine harmonische Existenz führen werden. Vorläufig mag das ein Traum bleiben, aber Träume wurden schon oft in der langen Geschichte des Lebens Wirklichkeit! Wir können dazu beitragen, ihre Realisierung zu beschleunigen, indem wir nach Möglichkeit stets in Harmonie mit den natürlichen Gesetzen leben.

Symbiose - die erfolgreiche Zusammenarbeit zwischen lebenden Organismen - ist bei gewissen Pflanzen, Tieren und Insekten schon heute Gesetz.

Vorläufig ist Symbiose allerdings noch nicht die allgemeine Regel im Rahmen natürlicher Vorgänge. In seinem Buch "Symbiosis" (Symbiose) behauptet R. Reinheimer, daß nur die Pflanzen und Tiere im Laufe ihrer

Evolution eine dauernde Existenz erlangen, die durch ihre Zusammenarbeit das Wohl der Gesamtheit fördern.

Er schreibt: "Meine These in Bezug auf die Evolution ist, daß alles Normale und Gesunde in der organischen Entwicklung auf biologisch rechtschaffenes, das heißt grundsätzlich zusammenwirkendes Betragen, und alles Abnormale, Pathologische auf unrechtschaffenes, das heißt grundsätzlich selbstsüchtig-räuberisches Betragen zurückzuführen ist."

Der allgemein gültigen Auffassung widersprechend, meint dieser Schriftsteller, je räuberischer das Tier, um so ungesunder sei sein Organismus. "Wir müssen viele unserer Ansichten über die Raubtiere unserer Erde ändern. Die meisten Menschen mögen den Löwen für den 'König aller Tiere' halten, in Wirklichkeit ist er ein 'kranker Mann' und hat wenig Aussicht, seine Existenz in der sich dauernd entwickelnden 'organischen Zivilisation' zu behaupten. Er verkörpert noch den Grundsatz 'Macht ist Recht' und wird deshalb allmählich weichen müssen."

Wenn die Symbiose allgemeines Naturgesetz geworden ist, werden sich die Tiere nicht mehr gegenseitig verschlingen. Der Mensch wird in Frieden mit seinen Nachbarn leben, und alle Geschöpfe Gottes werden seine Gaben dankbar genießen.

Auch "Silver Birch" antwortete auf einige ihm gestellte Fragen mit einer ähnlichen Ansicht über symbiotisches Zusammenleben.

Auf jeder Stufe des Lebens zeigen sich Vorläufer und Nachzügler. Selbst in unserer heutigen, unvollkommenen Welt können wir seltsame Freundschaften zwischen Tieren beobachten, deren Gattungen sich normalerweise bekämpfen.

Ich entsinne mich des Metro-Goldwin-Meyer-Filmes "Sequoia“, der die Freundschaft zwischen einem Hirsch und einem Puma beschrieb.

Der Regisseur dieses Filmes erzählt, die beiden Tiere seien gemeinsam aufgewachsen und hätten ganz von selbst auf die natürlichste Weise Freundschaft geschlossen. Als sie ausgewachsen waren, gab man ihnen im Giant Redwood Forest des Nationalparks von Sequoia die Freiheit. Der Film wurde hier in der natürlichen Umwelt der Tiere gedreht, und es wurden keine Kameratricks angewendet, um die seltsame Freundschaft zwischen Puma und Hirsch zu dokumentieren.

Das Frettchen ist als besonders blutdürstiges, kleines Tier bekannt, aber die Zeitschrift "Animal Pictorial“ (Tier-Bildzeitung) brachte den Bericht einer Freundschaft zwischen zwei Frettchen und einer kleinen Katze.

Der Besitzer der Tiere schrieb: "Ich hatte zu gleicher Zeit zwei halbwüchsige Frettchen und eine kleine, halbwüchsige Katze und beschloß herauszufinden, ob eine Freundschaft zwischen den Tieren möglich sei. Ich setzte ihnen zunächst einmal die Morgenmilch in einer gemeinsamen Schüssel vor und paßte scharf auf. Wenn eines der Frettchen der Katze gegenüber feindselig zu werden schien, wurde es sofort entfernt. Nach ungefähr einer Woche konnte ich die Tiere auch ohne den Einfluß der besänftigenden Milchschale beisammenlassen. Die kleine Katze war am Anfang sehr nervös, aber ihre Neugierde war größer als ihre Angst, und schließlich durchbrach der natürliche Spieltrieb, der allen jungen Tieren eigen ist, alle Barrieren zwischen den zwei sich feindlich gesinnten Gattungen.

Und als sie erwachsen waren, blieb die Freundschaft bestehen“, schloß der Eigentümer des Trios seinen Bericht.

Damit die Menschen ihrem Sport huldigen können, werden Hunde trainiert, Füchse aufzustöbern und sie zu jagen.

Die jetzt verstorbene Mrs. George Machin aus Lincolnshire aber zog junge Jagdhunde und junge Füchse in Freundschaft und Harmonie gemeinsam auf. Eine Füchsin war eines Tages in eine Falle geraten und mußte erschossen werden. Mrs. Machin nahm die zwei verwaisten Babies der Fuchsmutter zu sich und zog sie auf. Als sie über das zarteste Babyalter hinaus waren, wurden Charlie und Billy, so hießen jetzt die beiden Füchslein, den jungen Jagdhunden Helpful und Headful vorgestellt.

Die vier jungen Tiere freundeten sich sofort an, spielten zusammen und fraßen gemeinsam aus einem Napf. "Es war wirklich bezaubernd, dieses Quartett herumtoben zu sehen", erzählte mir Mrs. Machins Tochter. "Die Füchslein hatten sehr lange Beine, und ihre Bewegungen waren so flink, daß sie den plumpen, etwas tolpatschigen kleinen Hunden gegenüber immer im Vorteil waren."

Als die Jagdhunde ausgewachsen waren, wurden sie verkauft. Die Füchse waren über den Verlust ihrer Spielkameraden so untröstlich, daß Mrs. Machin einen neuen Hund, diesmal einen jungen Foxterrier, anschaffte, mit dem die Füchslein bald Freundschaft schlossen.

"The Standard", eine kanadische Zeitung, erzählt von der erstaunlichen Freundschaft zwischen einer sieben Jahre alten Manx-Katze und einem Rotkehlchen.

Die Katze brachte ihrer Herrin, Mrs. Clinton W. Baher, eines Tages ein verletztes Rotkelchen, das sie ganz sanft im Maul hielt. Der junge Vogel war anscheinend aus dem Nest gefallen. Mrs. Baher nahm ihn mit nach

Hause, und bald war der Vogel wieder so weit hergestellt, daß er im Zimmer herumhüpfen konnte. Von dem Augenblick an übernahm die Katze die Rolle des Beschützers, und die beiden wurden unzertrennliche Freunde. Als der Vogel flügge war, gab man ihm seine Freiheit, aber er entfernte sich nie weit von dem Haus, in welchem seine Freundin, die Katze, wohnte.

Vor jeder Mahlzeit zwitscherte das Rotkehlchen vor dem Hause und bat, eingelassen zu werden. Wenn es gefüttert worden war, kuschelte es sich mit der Katze zusammen zu einem Schläfchen nieder. Der Vogel hatte Angst vor fremden Menschen und Katzen, aber in der Gesellschaft dieser einen Katze, die ihm das Leben gerettet hatte, fühlte er sich stets glücklich und geborgen.

In der "Daily Mail“ erschien folgende Geschichte: "Eine Katze, ein Hund und ein Kaninchen waren die 'Trauernden' auf der Beerdigung des zehn Jahre alten Katers Mike in Prestwood bei High Wycombe. Mike war seines freundlichen Wesens halber allgemein bekannt und beliebt gewesen. Er hatte die seltsamsten Freundschaften geschlossen, und eine große Drossel hatte er ganz besonders innig geliebt! Monatelang hatte die Drossel jeden Tag auf Mikes Rücken gesessen und ihm mit dem Schnabel liebevoll die Ohren gekitzelt. Als Gegenleistung wusch Mike dem Vogel den Rücken. Eines Tages verschwand die Drossel, und Mike suchte überall nach seinem Freund, konnte ihn aber nirgends finden. Trauernd schlich er um das Haus und wurde eine Woche nach dem Verschwinden der Drossel von einem Autobus überfahren.“

Tommy, ein Angora-Kater, ließ sich von dem Photographen des "Toronto Star“ mit einer kleinen weißen Maus zusammen photographieren. Die beiden liebten sich innigst und spielten zusammen, als sei ihre Freundschaft die natürlichste Sache der Welt. Als der Photograph den Eigentümer der Tiere in seinem Hause besuchte, nahm Tommy die Maus zärtlich zwischen seine Pfoten und ließ sich stolz knipsen!

Ein Geschenk aus dem Jenseits

Es kommt vor, daß Gegenstände durch den Einfluß einer geistigen Kraft von einem Ort zum anderen befördert werden.

Diese "Apporte“, wie man sie nennt, werden oft von jenseitigen Helfern in einen Séance-Raum gebracht und unter den Anwesenden verteilt.

Teilnehmer an Séancen haben auf diese Weise die verschiedensten Dinge erhalten.

Wie diese Gegenstände transportiert werden, ist uns nicht genau bekannt. Es scheint, daß stoffliche Dinge während des Transportes in ihre nichtstofflichen Grundelemente aufgelöst und dann im Séance-Raum wieder in ihrer stofflichen Form zusammengesetzt werden.

Unsere Helfer im Jenseits betonen, daß diese Gegenstände niemals "gestohlen“ werden. Manchmal sind es verlorengegangene Dinge, die keinen Eigentümer haben, manchmal Dinge, die in der Erde vergraben liegen. Einmal erzählte uns ein Geist, die Geschenke, die er uns auf einer Séance brachte, es waren Halbedelsteine, stammten aus dem Fundbüro eines fremden Landes. Es hätten sich keine Eigentümer gemeldet, und sie seien als wertlos abgeschrieben worden. Manchmal werden auch Dinge aus versunkenen Schiffen herausgeholt.

Ich besitze verschiedene derartige "Apporte“. Sie sind mir ganz besonders hochgeschätzte Kostbarkeiten.

Vor einiger Zeit erhielt ich auf einer Séance mit dem Medium Louisa Bolt eine wunderschöne Glasminiatur. Sie zeigt den Kopf eines Hundes und ist wahrscheinlich ursprünglich Teil eines Medaillons gewesen. Der Kopf des Hundes ist so geschickt und so künstlerisch in das Glas eingraviert, daß er höchst lebendig wirkt. Ich war von diesem Geschenk natürlich hochbegeistert! "Für dich ein ganz besonders passendes Geschenk", sagten meine Freunde. "Du hast es sicherlich erhalten, weil du Tiere so liebst!"

Heute glaube ich, daß dieses Geschenk einen noch tieferen Sinn hatte.

Als ich von dem Tode des Hundes meiner Freunde gehört hatte und mich mit der Idee beschäftigte, dieses Buch zu schreiben, sah ich mir eines Tages die Miniatur wieder an. Ich bemerkte etwas, das mir bisher entgangen war: Der Ausdruck des Hundes, der aus dem Glas zu mir aufblickte, war so intelligent, daß er beinahe menschlich anmutete. Seine Augen schienen zu sprechen! "Erzähle den Menschen von mir", schienen sie zu bitten. "Erzähle von uns allen und sage den Menschen, daß wir in Wirklichkeit nicht 'tot' sind!"

Ob ich diesen besonderen "Apport" wohl erhalten habe, um seine Botschaft weiterzugeben?

Keine Tränen mehr

Im Lichte seines Wissens um das Weiterleben der Tiere nach dem Tode mag sich der Eigentümer eines geliebten Tieres fragen: "Habe ich recht getan, es schmerzlos töten zu lassen?"

Diese Frage kann nur von dem Betroffenen selbst beantwortet werden. In vielen Fällen ist es das Gnadenvollste, ein krankes Tier zu erlösen. Man sollte sich jedoch stets vergewissern, daß es tatsächlich schmerzlos geschieht, denn viele sogenannte humane Methoden sind es nur dem Namen nach. Der Übergang in die nächste Daseinssphäre sollte dem Tier so leicht wie möglich gemacht werden. Sanfte, erfahrene Hände sollten ihm diesen letzten Dienst erweisen.

Es besteht kein Zweifel: Das Tier wird bei seinem Erwachen in der nächsten Welt sofort von denen, die es sich zu ihrer besonderen Aufgabe gemacht haben, Tieren auf diese Weise zu helfen, liebevoll in Empfang genommen.

Das Medium Florence Kingstone, das so vielen trauernden Eigentümern "toter" Tiere Trost brachte, erzählte mir, sie habe die Tiersphäre einmal besucht, während ihr physischer Körper schlief. Sie sah die Astralleiber von Hunden und Katzen, die gerade schmerzlos eingeschläfert worden waren.

Viele Tiere schliefen noch; andere waren am Erwachen und manche schon bei vollem Bewußtsein. Alle schienen, wahrscheinlich durch den Glanz des dort herrschenden, goldenen Sonnenlichtes, die selbe blaß goldene Farbe zu haben, und doch konnte Mrs. Kingstone die Markierungen auf dem Fell jedes einzelnen Tieres genau erkennen.

Alles war Licht, Ruhe, Frieden.

Trauert nicht allzu sehr um eure toten Tiere - es schmerzt sie, wenn sie euch besuchen kommen. Tiere haben einfache Gemüter, in denen keine Zweifel leben. Wie Kinder nehmen sie eure Liebe vertrauensvoll entgegen. Sie werden euren Schmerz nicht verstehen, denn sie leben ja, und mehr noch: sie sind euch zur Seite! Eure Tränen werden ihnen wehtun, denn ihr Verstand kann nicht begreifen, warum ihr weint.

Denkt daran, daß euer Tier, auf eine Weile euren irdischen Augen entrückt, in einem neuen Leben in voller Gesundheit wieder erwacht. Es wird sofort zu euch zurückkehren wollen, um zu zeigen, wie schön, wie gesund, wie froh es wieder ist. Helft eurem Tier, indem ihr es wissen laßt, daß ihr euch seiner Gegenwart bewußt seid! Sprecht zu ihm, gebt ihm ein Wort der Ermutigung. Laßt es eure Stimme, die es liebt und so gut kennt, hören. Es wird euch oft besuchen; laßt es wissen, daß es euch stets herzlich willkommen ist!

Ihr mögt die hellseherische Gabe, euren Hund in seiner neuen, lebensfrohen und gesunden Daseinsform zu sehen, nicht besitzen. Ihr mögt die Gegenwart eurer Katze, die ihren geschmeidigen Körper in wiedergefundener Lebensfreude an euch schmiegt und den Menschen, der sie stets mit Liebe überhäufte, umschmeichelt, nicht spüren. Ihr mögt den fröhlichen Gesang eures Kanarienvogels mit seinen neuen, frohen und harmonischen Tönen nicht hören. Es ist euch vielleicht nicht gegeben, euer Tier bei jedem seiner Besuche wahrzunehmen.

Trotzdem, seid glücklich in eurer Gewißheit, daß eure Tiere, wenn das Band der Liebe noch besteht, euch eines Tages im Jenseits froh begrüßen werden!

Und ich möchte allen, die kürzlich ein geliebtes Tier verloren haben, selbst auf die Gefahr hin, taktlos zu erscheinen, raten: Schafft euch so bald wie möglich einen neuen Tierkameraden an! Es braucht ja nicht gerade die selbe Hunderasse, ja, nicht einmal die selbe Tiergattung zu sein! Aber glaubt mir, es wird euch ungeheuer helfen, selbst wenn der Neuling nie den selben besonderen Platz in eurem Herzen einnehmen kann wie das Tier, das ihr "verloren“ habt!

Als meine erste Katze starb, folgte ich diesem Rat und habe es nie bereut. Paddy - der Nächste Beste -, wie ich meine zweite Katze taufte, wurde mir zum gesegneten Trost.

Es gibt auch noch andere Gründe, aus denen ihr wieder ein Tier bei euch aufnehmen solltet. So viele würden sich an eurer Liebe und Fürsorge freuen! Ein überflüssiges Kätzchen, das sonst getötet werden würde; ein verlassener Hund oder eine Katze, die sich verlief und ihr altes Zuhause nicht wiederfinden kann! Vielleicht sitzt in dem Schaufenster eines Hundeladens ein kleines Kerlchen, das sehnsüchtig auf die Straße blickt. Es wartet auf ein Herrchen oder Frauchen, dem es seine lebenslange Treue und Ergebenheit schenken kann. Ein Seelchen voller Liebe strahlt aus seinen blanken Augen.

Vielleicht wartet es auf dich!

Stefanie Müller-Dreesen

Mobbing und Bossing

Hilfe - was tun

ISBN 3-89575-111-1

Für alle die zum Mobbingopfer geworden sind, und nicht wissen, wie sie diese schwierige Situation überwinden können, sowie für jene, die Betroffenen zur Seite stehen möchten.
Auf den spirituellen Charakter dieses Themas wurde besonderer Wert gelegt.
80 Seiten

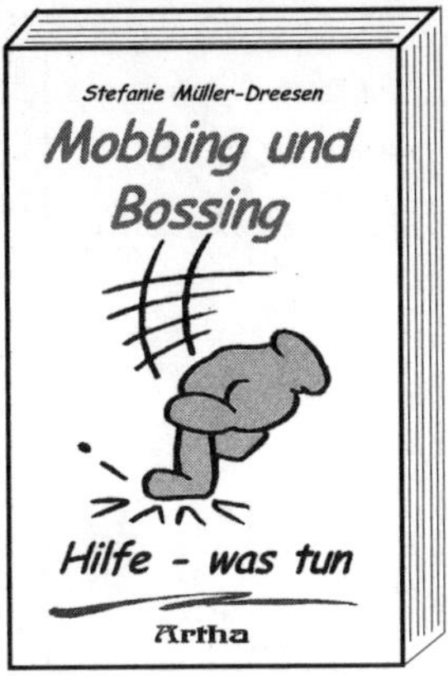

Marion Röbkes

Weisheit aus einer anderen Welt

Oui-Ja - Witchboards - Talking Boards

ISBN 3-89575-113-8

Witch-Board, Oui-Ja-Brett, Hexenbrett sind nur einige der Bezeichnungen für dieses faszinierende Hilfsmittel zur Kontaktaufnahme mit der jenseitigen Welt. Die Autorin geht dieses brisante Thema mit der notwendigen Ernsthaftigkeit an und vermittelt Ihnen das notwendige Wissen um diese Möglichkeit der Kontaktaufnahme zu nutzen. Selbstverständlich mit einer ausführlichen Anleitung zum Selbstbau.
96 Seiten

K.O. Schmidt

Die Götter des Sirius

ISBN 3-89575-063-8

Berichte von geistigen Kontakten mit den Wesen der Sirius-Welt. Von ihrem Aussehen, ihrem Leben, ihrer Evolution. 96 Seiten

K.O. Schmidt

Stern unter Sternen

- Eine Wanderung durch die Wunder des Weltalls -

ISBN 3-89575-062-X

Der Leser gewinnt tiefe Einblicke in den inneren Aufbau des Universums und in die Unendlichkeit lebenserfüllter Welten.
268 Seiten

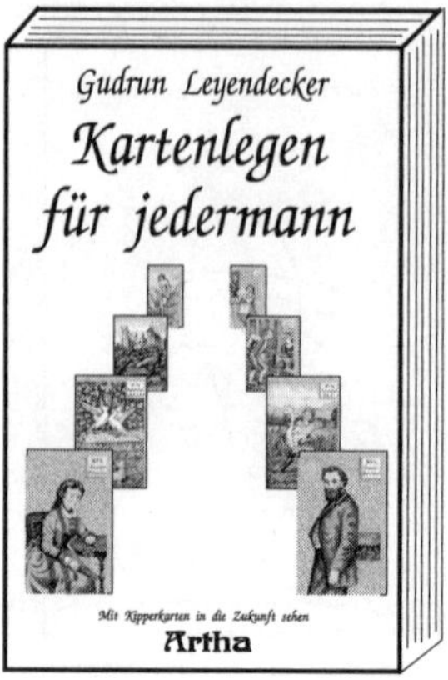

Gudrun Leyendecker

Kartenlegen für jedermann

Mit Kipperkarten in die Zukunft sehen

ISBN 3-89575-108-1

"Das habe ich geahnt!" hat wohl jeder von uns schon einmal gedacht, wenn etwas passiert ist. Wir meinen damit dieses undefinierbare und doch untrügliche Gefühl, das in uns wohnt. Wir ahnen etwas voraus, wir wissen intuitiv, was passieren wird oder was wir tun sollten. Wir lassen uns dadurch vor Gefahren warnen.

Mit Hilfe der Karten können wir lernen, dieses Gefühl zu vertiefen und weiterzuentwickeln. Wir lernen Ereignisse unseres Lebens besser zu verstehen und finden in den Karten die Bestätigung unserer Intuition.

Gudrun Leyendecker beschreibt aus ihrer 25jährigen Erfahrung, wie man das Kartenlegen auf einfache Weise erlernen kann. 361 Seiten

Es lohnt sich, einen Blick in die Zukunft zu werfen.

Mit zahlreichen Legebeispielen.

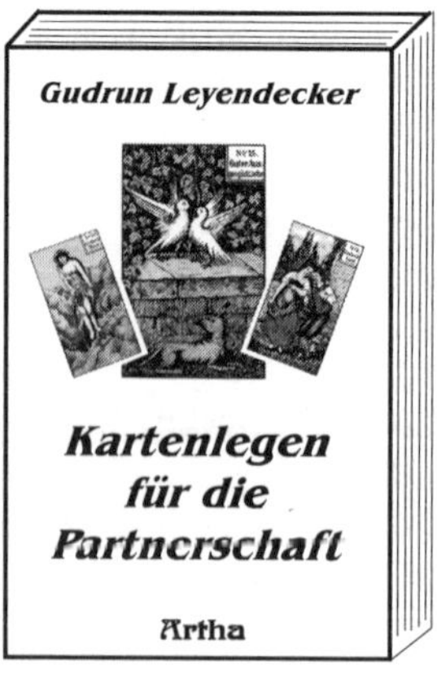

Gudrun Leyendecker

Kartenlegen für die Partnerschaft

Mit Kipperkarten in die Zukunft sehen

ISBN 3-89575-109-X

Wie werde ich glücklich in meiner Partnerschaft? Was kann ich tun, um den richtigen Partner zu finden? Für wen soll ich mich entscheiden? Warten Sie nicht einfach ergeben auf das, was kommen kann!

In diesem Buch lernen Sie nicht nur die tiefere Bedeutung der Kipper-Karten kennen, sondern mit Hilfe der Karten können Sie lernen, selbst etwas für Ihre Partnerschaft zu tun. 185 Seiten

Gudrun Leyendecker

Zauberkraft der Liebe

ISBN 3-89575-110-3

Ein pfiffiger Affe und eine nachdenkliche Eule begleiten das Mädchen Jesomena auf ihrer abenteuerlichen Reise. Sie begegnen außergewöhnlichen Gestalten, Tieren und Personen, die seltsam und rätselhaft erscheinen.

Erleben Sie mit, wie Jesomena ihrer großen Liebe begegnet! Das Mädchen glaubt fest an die "Zauberkraft der Liebe" und möchte mit Verständnis, Freundlichkeit und Gefühl die Welt positiv verändern.

Wirklichkeit und Märchenwelt verbinden sich hier zu einer abenteuerlichen Liebesgeschichte. 160 Seiten

Aundh

Das Sonnengebet

ISBN 3-89575-096-4

Yoga- bzw. Körper- und Atemübungen, die jeder - egal welchen Alters - ausüben kann. Die Übungen beanspruchen nicht nur einen einzelnen Teil des Körpers, sie wirken auf jede Zelle und jede Sehne, verleihen neue Kraft und Harmonie.

96 Seiten

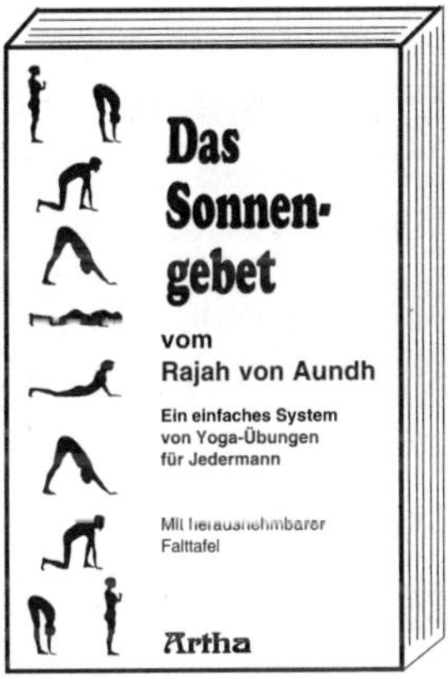

Jürgen Grieshaber

Aus Problemen in die Lösung

ISBN 3-89575-050-6

Ratgeber zur Problemlösung fast aller Schwierigkeiten. 8 Seiten

Arthur M. Abell

Gespräche mit berühmten Komponisten

ISBN 3-89575-047-6

Richard Strauss - Brahms - Puccini - Humperdinck - Max Bruch - Edvard Grieg.

Über die Entstehung ihrer unsterblichen Meisterwerke. Eine Fülle von aufschlußreichen Aussagen über ihr Verhältnis zu religiösen und philosophischen Problemen. 192 Seiten / Auch in Englisch lieferbar.

Julio Roberto

Preisträger des „pax mundi"

Julio Roberto

...letztlich könnten wir doch Brüder sein

ISBN 3-89575-088-3

Der weltbekannte Brief des Häuptlings Seattle aus dem Jahre 1854 an den damaligen amerikanischen Präsidenten und die Antwort eines Mannes der heutigen Zeit.
Eines der schönsten ökologischen Gedichte, das heute den Weitblick des "Wilden" erschaudernd deutlich macht.
Die ansprechenden farbigen Zeichnungen untermalen die Einmaligkeit dieser Ausgabe. 50 Seiten

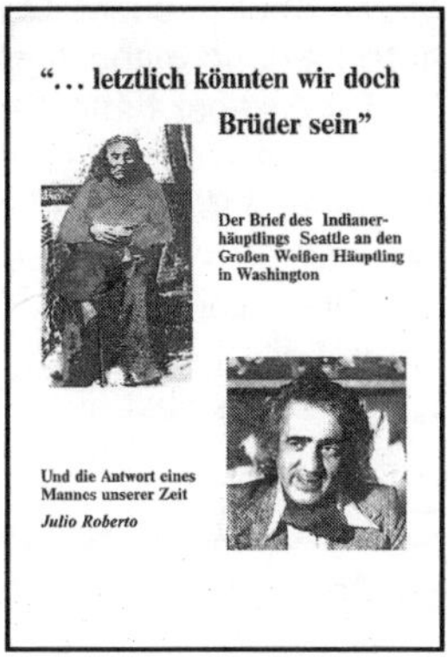

7 kleine Büchlein *von Julio Roberto*

Auf jeder Seite erwartet Sie eine stimmungsvolle, auf den Inhalt abgestimmte Farbzeichnung und ein Text, wie er nur aus der Feder dieses Philosophen und Dichters fließen kann.
Format: 10,5 x 8,5 cm / je 16 Seiten

Briefe der Liebe	ISBN 3-89575-089-1
Briefe der Hoffnung	ISBN 3-89575-090-5
Briefe der Freude	ISBN 3-89575-091-3
Briefe an mich selbst	ISBN 3-89575-092-1
Briefe eines Freundes	ISBN 3-89575-093-X
Briefe der Jugend	ISBN 3-89575-094-8
Briefe an die Frau	ISBN 3-89575-095-6

Alle Antworten sind in Dir 1

ISBN 3-89575-086-7

Julio Roberto ist es meisterhaft gelungen, Denkanstöße zu geben, um die Antworten, die in uns allen ruhen, wirklich zu finden. Die ansprechenden farbigen Zeichnungen verstärken und unterstreichen diese Aussagen zusätzlich. 48 farbige Seiten

Pfarrer Martin Knolle

Bücher zum Schmunzeln

Martin Knolle schrieb über sich selbst: "Immer wird ein Leben wohl entscheidend mitbestimmt durch all die treuen Begleiter, die man fand. Wie aber hätte ich ohne meine Frau, die alle Wege mit mir ging, auch in die tiefen und die dunkelsten Täler, wie hätte ich ohne sie meinen Weg so gehen können, wie ich ihn ging.
Wie hätte ich ohne sie und ohne meine Kinder die kleinen Bücher schreiben können, die etwas mehr zeigen wollen von der Kunst, die wir alle lernen sollen: Sich mit den Augen Gottes sehen und darum sich selbst nicht mehr, Gott aber ganz ernst nehmen.

Ein fröhlich Herz ist die beste Arznei

62 Seiten / ISBN 3-89575-043-3

Väter haben immer recht

62 Seiten / ISBN 3-89575-042-5

Mit seinen Kindern bleibt man jung

62 Seiten / ISBN 3-89575-044-1

Die Erbmasse

62 Seiten / ISBN 3-89575-045-X

Die Nacht des Gekreuzigten

62 Seiten / ISBN 3-89575-046-8

R.M. Linde

Die Ehe - Entwicklung zu zweit

ISBN 3-89575-049-2

Die Autoren haben in fast 15jähriger Kurstätigkeit Ehepaare beraten. Aus dieser Erfahrung entstand das Werk, welches in 2 Teile gegliedert ist:
Der erste Teil behandelt die geistig-seelisch-körperlichen Grundlagen, der zweite Teil beleuchtet den philosophischen Hintergrund.
Inhalt des 1. Teils: Grundlagen der Ehe - Die Physische Vereinigung - Entwicklung zu zweit.
Inhalt des 2. Teils: Der Philosophische Hintergrund einer Ehe.
142 Seiten

Simone de Tervagne

Forscher im Unsichtbaren

ISBN 3-89575-069-7

Ein Streifzug durch die Salons der bekanntesten Medien, Hellseherinnen und Astrologen. Prophezeiungen und mysteriöse Warnungen. Spannend und aufregend wie ein Krimi. 268 Seiten

Manfred Kyber

Tierschutz und Kultur

ISBN 3-89575-081-6

Tiere müssen bei Versuchen, Zucht, Haltung, Schlachtung sowie bei Verwertung zu Schmuck und Kleidung unsagbare Qualen erleiden. Wer dieses Buch liest wird mit Schrecken feststellen, daß sich in den letzten Jahrzehnten nichts geändert hat. 291 Seiten

Jutta Nagel

Joachims Wiederkehr

ISBN 3-89575-067-0

Die Verfasserin ist felsenfest davon überzeugt, in Kopenhagen ihrem verstorbenen Sohn begegnet zu sein.
Die geschilderten Erlebnisse werden von Wissenschaftlern, die an den Sitzungen teilnahmen, bestätigt. Materialisationsphänomene als Tatsachen? 70 Seiten

Nettie Maynard

Der Präsident rief mich

ISBN 3-89575-072-7

War der amerikanische Präsident Abraham Lincoln ein Spiritualist? Spiritistische Sitzungen im Weißen Haus? Ein Leben nach dem Tode? 78 Seiten

Raffael Boriés

Sterben - Wandlung im Leben

ISBN 3-89575-107-3

Das Sterben können wir nicht vorwegnehmen. Wir können uns nur dem Geheimnis annähern. Aber durch Annehmen und Loslassen der täglich sich stellenden Aufgaben, werden wir dem großen Wandlungsmoment besser entgegensehen. 107 Seiten

Wilhelm Eichsteller

Der praktische Homöopath

ISBN 3-89575-011-5

Ein Handbuch der homöopathischen Therapie. Verständlich geschrieben, einzigartig und einmalig in seiner Anordnung und im Gebrauch. Es zeigt den besten und schnellsten Weg zur wirksamen Anwendung der homöopathischen Therapie.
Aus 364 Heilmitteln ist für jeden Erkrankungsfall das Richtige zu finden. Mit einer Fülle der markantesten und leicht einprägsamen Krankheitssymptome. 286 Seiten

Prof. Dr. med. Karl Kötschau

Naturmedizin - Neue Wege

ISBN 3-89575-079-4

Grundlegendes und Richtungsweisendes für Ihre Gesundheit und deren Erhaltung, um die körpereigenen Abwehrkräfte zu steigern und das Immunsystem zu stärken. 250 Seiten

Georg Otto

Wir Selbstmörder des 20. Jahrhunderts

ISBN 3-89575-100-6

Warum wachsen unsere Zivilisationskrankheiten an? Warum sind unsere Medikamente nicht in der Lage, diese in den Griff zu bekommen? In diesem Buch werden Hintergründe unserer Selbstvernichtung durchleuchtet und Wege aufgezeigt, wie Sie dazu beitragen können, die anbahnende Katastrophe zu verhindern. 281 Seiten

Georg Otto

Das Risiko krank zu sein

ISBN 3-89575-009-3

Georg Otto schildert den Lebens- oder Leidensweg, den Erkrankte in unserer zivilisierten Welt durchleben müssen. 217Seiten

Albert von Haller

Der Streit um den Zucker

ISBN 3-89575-003-4

Der Streit um unsere Gesundheit ist auch ein Streit um den Zucker.
24 Seiten

Hans Gliesche
Biologische Zellerneuerung
ISBN 3-89575-005-0
Alles über Homöopathie - Biologische Zellerneuerungskur - Neuraltherapie - Akupunktur. 128 Seiten

Gabriele Kieninger
Einfacher leben - einfacher essen
ISBN 3-89575-001-8
Das Buch vermittelt in Kürze das Grundsätzliche der Vollwertkost. Mit über 50 Rezepten für eine gesunde Vollwertkost. 109 Seiten

Sigrid Watzke
Das kleine Tofu-Kochbuch
ISBN 3-89575-097-2
Liebevoll ist dieses kleine Tofu-Kochbuch geschrieben und gestaltet. Die handgeschriebenen Rezepte sind von ansprechenden Zeichnungen eingerahmt und sollten in keiner Küche fehlen, die auf Fleischgerichte verzichtet. Denn Tofu ist mehr als ein Fleischersatz. 44 Seiten

Albert von Haller
Die Wurzeln der gesunden Welt 2
ISBN 3-89575-027-1
Die Dokumentation angewandter Ökologie in Bildern und Berichten. Der Autor vermittelt die richtige Anwendung. 222 Seiten

Albert von Haller
Wirkstoffe der Pflanzen als Ordnungskräfte
ISBN 3-89575-025-5
Ein ökologisches Phänomen: Die Phytonzide. Die Entdeckung dieser biologischen Wirkstoffe revolutionierte das ökonomische Prinzip, wie es sich Fachleute von gestern nicht träumen ließen. In einem grotesken Gegensatz zu soviel Perfektion stehen die harten Tatsachen der Weltentwicklung. Warum verwandelt der Mensch bei soviel Perfektion die Erde nicht in das ersehnte Paradies? Welche Interessen verhindern dies? 40 Seiten

Albert von Haller

Lebenswichtig, aber unerkannt

ISBN 3-89575-024-7

Diese Schrift ist die erste zusammenfassende Darstellung jener biologischen Wirkstoffe, die von der Fachwissenschaft Phytonzide genannt werden.

Für die Gesundheit des Menschen sind zwei Eigenschaften vieler Phytonzide von besonderer Bedeutung: Ihre Fähigkeit, die eigenen Abwehrkräfte des Organismus zu fördern und die Regeneration zu stimulieren. 64 Seiten

Albert von Haller

Der Baum in Wald, Flur und Garten

ISBN 3-89575-015-8

Aus einem erlesenen Kreis hervorragender Naturkenner entstand diese einzigartig reichhaltige Schrift über das Wesen des Baumes, seine Pflege, seinen Anbau und Nutzen. Ihnen wird bewußt, daß der Baum mehr ist als reiner Holzlieferant, daß unser aller Leben eng mit der Erhaltung der Bäume verbunden ist und daß wir alle sterben müssen, wenn die Wälder sterben. 52 Seiten

Albert von Haller

Überleben genügt nicht

ISBN 3-89575-020-4

Die Sorge um das Überleben des Einzelnen und der Menschheit im ganzen breitet sich immer weiter aus. Immer mehr Menschen spüren die rasch zunehmende Verseuchung von Luft, Wasser und Boden. Dieses Buch gibt Antwort auf zwei Fragen: Wie läßt sich die Entwicklung aufhalten? Wie wirkt sich die Zerstörung der natürlichen Umwelt auf die Psyche des Menschen aus. 30 Seiten

Bondegger

Die Befreiung des Riesen

ISBN 3-89575-080-8

Ein Märchen aus dem Zwergenreich, in dem sich die Wirklichkeit des Lebens spiegelt. Die belebenden Impulse dieses Märchens wecken in der Kinderseele auf psychodynamische Weise die schlummernden, positiven Kräfte. Ab 6 Jahre / 68 Seiten